Nursing in Radiotherapy and the Treatment of
Its Complications with Traditional Chinese Medicine

肿瘤放疗护理
及其并发症中医特色治疗技术

主编 谭艳琼 张晓希 李长琼

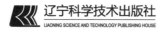
辽宁科学技术出版社
LIAONING SCIENCE AND TECHNOLOGY PUBLISHING HOUSE

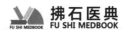
拂石医典
FU SHI MEDBOOK

内容提要

本书分为两篇，第一篇为肿瘤放疗护理，分别介绍了头颈部、胸部、腹部、妇科、泌尿生殖系统、血液肿瘤的放射治疗护理；第二篇为放射治疗常见并发症的中医特色治疗、护理技术，包括 10 种放疗常见并发症中医特色治疗和 18 种中医特色护理技术。本书编委会集结放疗科护士长、肿瘤专科护士、放疗医技人员、知名中医等，具有多学科协作的特点。编者各自发挥所长，使得全书内容精炼，多学科知识融合，兼具创新性、独特性和实用性。适合肿瘤放疗相关护理人员参考阅读。

图书在版编目（CIP）数据

肿瘤放疗护理及其并发症中医特色治疗技术 / 谭艳琼, 张晓希, 李长琼主编.
-- 沈阳：辽宁科学技术出版社, 2023.11
ISBN 978-7-5591-3318-2

Ⅰ.①肿… Ⅱ.①谭… ②张… ③李… Ⅲ.①肿瘤－放射疗法－护理学②肿瘤－并发症－中医治疗法 Ⅳ.①R473.73②R273

中国国家版本馆CIP数据核字（2023）第217049号

出版发行：辽宁科学技术出版社
　　　　　北京拂石医典图书有限公司
地　　址：北京海淀区车公庄西路华通大厦 B 座 15 层
联系电话：010-57262361/024-23284376
E－mail：fushimedbook@163.com
印　刷　者：汇昌印刷（天津）有限公司
经　销　者：各地新华书店

幅面尺寸：170mm×240mm
字　　数：198 千字
出版时间：2023 年 11 月第 1 版
印　　张：14.25
印刷时间：2023 年 11 月第 1 次印刷

责任编辑：陈　颖
封面设计：潇　潇
版式设计：潇　潇
责任校对：梁晓洁
封面制作：潇　潇
责任印制：丁　艾

如有质量问题，请速与印务部联系　联系电话：010-57262361

定　　价：78.00 元

编委会

序

癌症，这个曾经被世界公认为严重的公共卫生问题的疾病，如今依然是威胁人类健康的主要敌人。在全球范围内，肿瘤的发病率和死亡率呈现上升的趋势，给人类带来了巨大的生命威胁。在国内，肿瘤已经成为公众关注的焦点，越来越多的人开始关注肿瘤的预防和治疗。肿瘤治疗不再是单纯地追求疾病的消除，而是更加注重患者的整体康复和生存质量。这种全新的治疗理念，让越来越多的肿瘤患者在与病魔的抗争的过程中看到了希望。

随着现代医学技术的不断发展，降低发病率、提高早诊率、提高生存率、促进诊疗水平均质化已成为治疗肿瘤的突破点；中西医协同等多学科联合诊疗（MDT）模式也逐渐得到推广和应用，肿瘤个性化治疗让中医、营养、心理等学科在多学科联合诊疗中发挥了积极作用。

在中西医协同治疗中，中医护理技术的应用越来越广泛。中医护理适宜技术的开展，在缓解患者疾病的同时给患者带来了良好的就医感受，也提高了患者的生活质量。

全书分为两篇，第一篇从护理的角度对多个系统的肿瘤疾病进行了常规护理的归纳总结，力求简明扼要、通俗易懂，便于护士理解和运用。第二篇主要介绍中医护理技术在肿瘤患者治疗过程中的应用，采用图片、图表等形式，使内容简洁生动，便于操作。

本书旨在总结在临床实践中如何发挥中医护理技术优势的经验，以期为从事肿瘤专业的专科护士提供借鉴和参考。

杨玲

云南省兴滇英才名医专项获得者

2023 年 9 月 15 日

前 言

癌症是当今世界上严重威胁人类健康的重大疾病之一。我们需要加大对癌症防治工作的投入，增强人们的防癌意识，以期能够降低癌症的发病率和死亡率，让更多的患者能够战胜癌症。

随着医疗技术的不断进步，癌症的治疗手段也不断更新。在这样的背景下，肿瘤护理人员数也大幅增加，以满足患者日益增长的护理需求。然而，目前国内针对放疗患者护理的专用教材较少，尤其缺乏与临床护理工作密切结合、实用性强的工作指引。为了让从事肿瘤放疗的护理人员有一本真正属于自己的参考书，我们决定编写这本《肿瘤放疗护理及并发症中医治疗特色技术》。

在编写这本书时，我们首先了解了国内放疗肿瘤的护理现状，并参考了最新的国内外文献。同时，我们充分总结了自己的临床实践经验，从护理的视角着重介绍了头颈肿瘤、胸部肿瘤、消化系统肿瘤、妇科肿瘤、泌尿系统肿瘤以及血液淋巴肿瘤患者的放疗护理。

第一篇章节着重介绍了肿瘤相关疾病的放疗常规护理。内容涵盖了疾病的概述、治疗手段，放疗前、中、后期的护理，放疗常见并发症的观察与护理、健康教育等内容。

第二篇章节重点介绍了中医辅助治疗放疗并发症的特色技术。中医药在肿瘤治疗方面有悠久的历史和丰富的经验，具有扶正消积、清热解毒、活血化瘀、以毒攻毒等功效，在肿瘤放、化疗中的增效减毒作用已在临床中得到了充分验证。我院资深的中医专家深入病房对放疗患者实施问诊、施治，并取得了较好的疗效，值得推广和分享。本章节将详细介绍这些专家的实践经验和治疗方法，为临床护理人员提供宝贵的护理经验。

本书旨在为肿瘤放疗患者展示更为广阔的多学科护理模式，以期能为患者提供更为全面、高效的护理服务。本书的编者既有三甲医院放疗科护士长、肿瘤专科护士及放疗医技人员，亦有资深的中医名医，相信读者不仅能从书中借鉴放疗的护理经验，还能学习宝贵的中医药辅助治疗技术。

在编写过程中，我们力求学术严谨、通俗易懂，但因编者自身能力有限，不尽如人意之处难以避免。恳请广大读者提出宝贵意见，使本书不断修正和完善。我们期待您的反馈，以便我们更好地服务于患者。

编者

2023 年 9 月 15 日

目 录

第一篇 肿瘤放疗护理

第1章 头颈部肿瘤放疗护理 ·················· 3
第一节 头颈部肿瘤放疗的常见问题及护理·················· 3
第二节 鼻咽癌放疗护理·················· 10
第三节 口腔癌放疗护理·················· 16
第四节 颅内肿瘤放疗护理·················· 20
第五节 喉癌放疗护理·················· 23

第2章 胸部肿瘤放疗护理 ·················· 26
第一节 胸部肿瘤放疗常见问题·················· 26
第二节 食管癌放疗护理·················· 28
第三节 肺癌放疗护理·················· 32
第四节 乳腺癌放疗护理·················· 37

第3章 腹部肿瘤放疗护理 ·················· 41
第一节 肝癌放疗护理·················· 41
第二节 胃癌放疗护理·················· 46
第三节 结直肠癌放疗护理·················· 50

第4章 妇科肿瘤放疗护理 ·················· 55
第一节 女性生殖系统肿瘤放疗常见问题·················· 55
第二节 子宫颈癌放疗护理·················· 57
第三节 子宫内膜癌放疗护理·················· 62

第 5 章　泌尿系统肿瘤放疗护理 ·· 67

　　第一节　泌尿系统肿瘤放疗常见问题及护理······················· 67

　　第二节　肾癌放疗护理·· 69

　　第三节　膀胱癌放疗护理·· 73

　　第四节　前列腺癌放疗护理··· 77

第 6 章　血液肿瘤放疗护理 ··· 81

　　第一节　血液肿瘤放疗常见问题····································· 81

　　第二节　淋巴瘤放疗护理·· 82

　　第三节　多发性骨髓瘤放疗护理····································· 86

第二篇　放疗常见并发症
　　　　中医特色治疗、护理技术

第 1 章　放疗常见并发症中医特色治疗 ································· 93

　　第一节　恶心、呕吐·· 93

　　第二节　放射性口腔黏膜炎·· 101

　　第三节　放射性肺炎·· 106

　　第四节　放射性食管炎·· 110

　　第五节　放射性胃炎·· 114

　　第六节　放射性肠炎·· 117

　　第七节　放射性膀胱炎·· 121

　　第八节　放射性皮炎·· 123

　　第九节　骨髓抑制··· 126

　　第十节　癌因性疲乏·· 128

第 2 章　放疗常见并发症中医特色护理技术 ························· 131

　　第一节　针刺疗法··· 131

　　第二节　揿针疗法··· 136

第三节　腕踝针疗法……………………………………………… 141

第四节　刺络放血疗法…………………………………………… 145

第五节　穴位贴敷法……………………………………………… 149

第六节　艾箱灸法………………………………………………… 153

第七节　督脉灸疗法……………………………………………… 157

第八节　火龙罐综合灸疗法……………………………………… 161

第九节　耳穴压豆法……………………………………………… 166

第十节　中药含漱法……………………………………………… 170

第十一节　中药雾化吸入………………………………………… 174

第十二节　中药涂药法…………………………………………… 178

第十三节　中药熏蒸法…………………………………………… 182

第十四节　中药熏洗法…………………………………………… 186

第十五节　中药热熨敷法………………………………………… 190

第十六节　中药保留灌肠法……………………………………… 194

第十七节　中药封包疗法………………………………………… 198

第十八节　低频脉冲电刺激疗法………………………………… 202

参考文献

参考文献…………………………………………………………… 209

第一篇

肿瘤放疗护理

第 1 章　头颈部肿瘤放疗护理

第一节　头颈部肿瘤放疗的常见问题及护理

一、疾病概述

　　头颈部是肿瘤的好发部位，所发生的各种肿瘤约占全身肿瘤的 20%。在治疗过程中，有超过 70% 的头颈部恶性肿瘤患者需要放疗。很长一段时间以来，患者在接受放疗之后，会损伤其腮腺功能，并且由此引起一些常见的并发症，诸如口干、咽干、咽痛等口腔疾患，在很大程度上对患者的生活质量造成负面影响，并且也会制约和阻碍治疗的进程。

二、头颈部肿瘤放疗的并发症及护理

　　头颈部肿瘤患者在接受放疗的不同时期，会出现与该部位放疗有关的并发症，包括：放射性口腔炎、放射性皮炎、口腔干燥症、味觉障碍、放射性龋齿和放射性骨坏死、吞咽困难等。除上述并发症外，头颈部肿瘤放疗亦可能对角膜、泪腺、晶状体、视网膜和视神经造成不良影响。

　　1.放射性口腔黏膜炎

　　由于口腔黏膜上皮由未角化的复层扁平鳞状细胞组成，这些上皮组织更新速度快，对放射线具有较高的敏感性。放射线破坏口腔黏膜上皮细胞，

产生大量超氧自由基，从而破坏细胞的正常代谢，导致细胞坏死，引发口腔黏膜炎。放射性口腔黏膜炎可分为 0 ~ 4 级，一共 5 个分级，不同分级的临床表现不同。

0 级：口腔黏膜基本没有其他异常，部分患者会出现唾液黏稠、口干等症状。此时患者可在医生指导下积极治疗，放疗前后多饮水，饮食宜清淡，可食润肺生津的水果，如雪梨、枇杷、柚子、奇异果等；也可以配合中药汤药进行调理和预防口腔黏膜炎症的进一步加重。

1 级：口腔黏膜损伤较轻，黏膜充血，轻度疼痛。此时可指导患者使用软毛牙刷和含氟牙膏刷牙，每次进食后使用配方漱口水：生理盐水 + 水利多卡因 + 碳酸氢钠或自制淡盐水漱口，保持口腔清洁。患者可在医生指导下使用知柏地黄丸等药物进行治疗，在用药时一定要遵医嘱使用。

2 级：口腔黏膜出现斑点状黏膜炎，同时伴有浆液性渗出，此时患者会出现明显的触痛。加强基础口腔护理，给予配方漱口液：生理盐水 + 水利多卡因 + 碳酸氢钠每 4 小时含漱一次。鼓励患者多饮水，每日饮水量在 2500ml 以上。此类患者可在医生指导下使用口炎清颗粒、口腔溃疡散等药物进行治疗。

3 级：患者疼痛感加重，口腔溃疡面积扩大。应加强患者的口腔清洁，给予清咽、生津、敛疮的中药汤剂口服或配合中药雾化。可在医生指导下口服康复新液进行治疗。疼痛剧烈影响进食者，可给予洛芬待因等止痛药口服。除了使用药物以外，饮食应以流食为主。

4 级：口腔黏膜出现多片状溃疡、坏死、出血，疼痛较剧烈，无法进食。应遵医嘱给予头孢类抗生素输液治疗，无好转时应需及时手术清创治疗。

2. 放射性皮炎

放射性皮炎主要是由电离辐射引起的皮肤炎症性损伤。近 95% 的患者治疗期间会引起放射性皮炎。常表现为皮肤红斑、破溃、皮肤疼痛或烧灼感，以及皮肤脱屑等。放射性皮炎分为急性和慢性两种，其中急性放射性皮炎又分为Ⅰ度、Ⅱ度、Ⅲ度。

• 急性放射性皮炎：为短期内接受大剂量辐射所致，潜伏期短，一般为

1 ~ 3 周。

Ⅰ度：患者的皮肤会在照射后 6 天左右局部出现边界清晰的局限性水肿性红斑，并且在照射后大约 12 天发展至顶点，3 ~ 4 周左右的时间红斑消退，但是患者会感到瘙痒灼热，并且还会伴随有暂时性脱毛、色素沉淀以及脱屑等情形。

Ⅱ度：患者的皮肤局部会出现明显的红肿，并且出现水疱，可能还会出现皮肤糜烂。一般会在 1 ~ 3 个月之后，症状改善并痊愈，但是会留下诸如色素脱失或沉着、皮肤萎缩以及瘢痕等症状，且伴随有灼烧感和疼痛感。

Ⅲ度：患者的皮肤局部会出现极为严重的红肿，因损害到皮肤真皮深部，快速出现皮肤组织坏死，由此出现顽固性溃疡，并且还会伴随感觉剧痛。在皮肤损害痊愈后，可留下的问题包括毛发脱失、色素沉着，以及永久性溃疡。

- 慢性放射性皮炎：这种皮炎一般来说是由于患者接受长期且反复的小剂量放射，或者是由于急性放射性皮炎演变而来，并且从临床层面来分析，慢性放射性皮炎具有数月至数十年的潜伏期。慢性放射性皮炎的突出表现为皮下组织增厚与纤维化、皮肤萎缩、毛发脱落、毛细血管扩张等症状，如果病情进一步加剧，可能还会出现皮肤瘤或者顽固性溃疡。

- 护理措施：指导患者切忌用水清洗照射野皮肤的标志线，要确保该标志线完整且清晰。与此同时，不要用皮肤清洁剂进行清洗，也切忌使用刺激性药物涂擦皮肤或粘贴胶布。除此之外，还需要指导患者最好穿着宽松且具有强大吸湿吸汗性能的内衣，外出打伞或戴帽，避免强光照射皮肤。若已出现了皮肤红斑、脱屑或者是色素沉着等症状，切忌抓挠，可给予烫伤膏、赛肤润等润肤剂保护皮肤，防止破损。湿性皮炎出现破溃时，可给予乳酸依沙吖啶溶液湿敷；如果出现感染，可用莫匹罗星软膏、喜辽妥软膏等涂擦。皮肤受损严重时应停止放疗，给予对症处理。指导患者加强营养，给予心理支持，帮助患者树立治疗信心。

3. 口腔干燥症

口腔干燥症在头颈部肿瘤放疗患者中非常普遍，是影响头颈部肿瘤患者放疗中以及放疗后生命质量的主要因素。患者往往主诉口干、难以吞咽或唾液变黏稠。口腔干燥一般开始于放疗的第 2 周，并以亚急性状态持续存在，大部分患者在放疗后 1 年内可有一定程度的恢复，但很少能恢复至放疗前正常水平。对于头颈部肿瘤放疗患者，引起口腔干燥症的主要危险因素是包括腮腺和颌下腺的照射范围及剂量过大。目前推荐的是至少一侧腮腺平均剂量 < 26Gy，颌下腺平均剂量 < 39Gy。另外，对于没有在靶区范围内的口腔平均剂量建议限制在 26Gy。总之，对于头颈部肿瘤患者放疗计划应该尽可能降低唾液腺的照射剂量和范围。

口腔干燥症处理措施主要有：预防性给予利咽生津的中药进行雾化吸入，保持口腔持久湿润，可以大大降低口腔干燥症的发生率。发生干燥症时，可采用含盐和小苏打的漱口液，有助于减轻口腔干燥症的不良反应；含有凝胶和锭剂形式的唾液替代品可能会暂时缓解症状。柠檬水、维生素 C 片、无糖口香糖等可引起唾液分泌量增加，可有助于放疗后唾液腺体的恢复。另外，睡眠时进行房间加湿处理，也有助于减轻口腔干燥症。

4. 味觉障碍

味觉障碍是指头颈部肿瘤患者在放疗中和放疗后出现的味觉改变。味觉障碍可在口腔黏膜炎发生前就出现，而且也往往早于口腔干燥症的发生。患者通常在放疗 10~16Gy 时就开始出现味觉障碍，在 24~30Gy 时则几乎完全丧失正常味觉。口干、味觉改变以及由于黏膜炎引起的疼痛等综合作用可导致患者进食减少、体重减轻和生命质量下降。接受同期顺铂化疗的患者，上述并发症可能更重。一般在放疗结束后 8 ~12 周左右味觉可以开始恢复。不同的味觉（甜、咸、苦、酸和鲜味）恢复速度不同。前瞻性研究发现，口腔和舌前 2/3（舌体）的剂量与味觉改变的严重程度显著相关，因此，制定放疗计划时亦应该尽可能降低口腔和舌体的照射范围和剂量。

另外，患者需要养成良好的口腔卫生习惯以避免潜在的细菌或者真菌感染，从而减少口腔干燥和黏膜炎的发生。同时，需鼓励患者积极营养饮食，建议营养师参与患者的营养治疗。

5. 放射性龋齿和放射性骨坏死

放射性龋齿是指由于放疗而引起的蛀牙或牙齿脱落。放疗引起的口腔干燥症是主要的影响因素之一。由于唾液腺受到照射，唾液的成分发生变化并变黏稠，pH 值从 7.0 降到 5.0，从而导致唾液的缓冲能力降低，引起龋齿。

另外，由于口腔菌群的变化亦容易产生龋齿。而且，放疗对牙釉质具有直接的破坏作用，在照射剂量 < 30Gy 时就可观察到这些作用，在照射剂量 >60Gy 时更为明显。

放射性骨坏死是放疗引起的骨骼缺血性坏死，通常发生在放疗后前 3 年内，以下颌骨发生率最高，通常持续 3 个月或更长时间，并缓慢恶化且不能自愈。

放射性骨坏死的诊断需排除存在原发肿瘤或者肿瘤复发性疾病。既往放射性骨坏死的发生率为 2% ～ 22%，随着 IMRT 技术的进展以及对下颌骨剂量的限制，目前发生率已显著下降至 0~6%。

引起放射性骨坏死的危险因素包括放疗前或放疗后拔牙，放疗剂量 > 60Gy，存在牙科疾病，拔牙至开始放疗的时间短于 14 天。常见的症状包括局部疼痛和肿胀，后续出现下颌骨暴露、病理性骨折、口腔皮肤瘘管以及坏死骨排出等。对于出现此类症状的患者，必须通过详细的体格检查和活检以排除复发性疾病或其他恶性过程。CT 检查可发现局部骨皮质中断、骨折和骨小梁丢失等。

处理措施：通过适当的预防可以显著降低放射性龋齿和放射性骨坏死的发生率。如放疗前由有经验的牙科医师进行口腔评估和处理，并尽可能在牙齿拔除 14 天后再开始放疗。患者在放疗期间亦应注意口腔卫生，餐前、餐后使用软毛牙刷、氟化物牙膏，以及避免食用引起龋齿的及酸、冷刺激性食物。可以每天使用唾液替代品或含盐和小苏打的漱口液。另外,建议患者在放疗结束后去牙科定期就诊,密切随访口腔情况。最后,需要避免在下颌骨和上颌骨附近的区域进行不必要的牙科手术和组织活检。

6. 吞咽困难

放疗引起的吞咽困难是一种显著影响患者生命质量的并发症。这种并发症与咽缩肌的照射剂量过高有关。

由于吞咽困难可能会增加误吸的风险,因此,在放疗计划设计时亦应尽量降低咽缩肌的照射剂量以降低咽部功能障碍的风险。

处理措施:

- 调整患者饮食,给予患者流食或半流食,如面汤、清粥、鸡蛋羹等,减轻患者吞咽负担。对于口腔黏膜受损严重,舌头搅拌功能出现障碍的患者,可给予鼻饲、胃造口管饲,补充患者所需营养;营养科医生介入治疗,给予口服营养液,保证机体需要量。
- 指导患者进行康复训练:可以进行面部训练、吞咽训练、张口训练、舌咽喉肌的运动训练,从而改善吞咽功能。
- 遵医嘱给予药物治疗:对于放疗部位疼痛引起的吞咽困难,需遵医嘱使用止痛药物,如长效止痛药吗啡、芬太尼或者盐酸羟考酮等,缓解疼痛,帮助进食;部分患者放疗后存在黏膜溃疡、破溃等导致疼痛,出现吞咽困难,可遵医嘱使用康复新液、西瓜霜润喉片等修复黏膜,缓解吞咽困难。

7. 皮下组织纤维化

皮下组织纤维化是颈部放疗的严重并发症,特别是在颈部淋巴结清扫过的患者中皮下组织纤维化会更为明显。放疗造成的颈部皮肤纤维化是不可逆转的,因为淋巴回流受阻,淋巴管阻塞,目前没有特殊明确的处理方法。随着放疗技术和设备的完善,淋巴回流受阻会逐步减少。目前只能考虑通过自身锻炼、增强体质来减少颈部放疗后皮肤纤维化的危害。可以使用干扰素来抗纤维化对症治疗,或通过针灸、颈部肌肉运动减少皮下组织纤维化的形成。

8. 内分泌功能障碍

部分头颈部肿瘤患者由于放疗时下丘脑、垂体或甲状腺的照射剂量和体积过大，会出现相应的内分泌功能障碍。治疗后需要定期检测相关激素水平变化，并予以相应的处理。

9. 喉水肿

下咽癌和喉癌患者放疗后容易出现喉部水肿。目前通常使用保守治疗，包括减少发声、使用抗生素治疗放疗引起的溃疡感染以及使用类固醇激素来减轻水肿。但是，放疗结束后持续超过 3 个月的喉部水肿需要注意肿瘤残存或者复发的可能，必要时行手术治疗。

10. 臂丛神经性病变

放疗引起的臂丛神经损伤较为罕见。虽然调强放疗（IMRT）时代可以减少正常组织的照射剂量，但是臂丛神经可能存在潜在的剂量热点。目前文献报道，头颈部肿瘤患者放疗后臂丛神经损伤的概率约为12%。常见的症状包括同侧颈肩部疼痛、麻木、手部运动无力 和（或）肌肉萎缩等。当臂丛神经的照射剂量超过 70Gy 时，出现损伤的概率显著增加。目前推荐的臂丛神经限制剂量为 < 65Gy。

11. 颞叶坏死

颞叶坏死是头颈部肿瘤放疗后严重的晚期并发症，在局部进展期鼻咽癌患者中发生率较高，肿瘤靠近颅底的其他头颈部肿瘤患者亦可能出现。常见的症状包括头痛、头晕、性格改变、近期记忆受损、 精神错乱、癫痫发作和颅内压升高。对于出现颞叶坏死的患者，需要注意区分是肿瘤复发还是放射损伤。类固醇激素、手术干预、高压氧、神经生长因子和贝伐珠单抗等可用于治疗颞叶坏死。

12. 其他并发症

可参考国内为头颈部肿瘤放疗提供指导的规范。

第二节　鼻咽癌放疗护理

一、疾病概述

从病理角度来分析，鼻咽癌的病变部位一般是鼻咽腔的顶部以及侧壁。截至目前，鼻咽癌已经发展为我国具有极高发病率的癌症之一，其发病率在耳鼻咽喉恶性肿瘤之中居首位。鼻咽癌主要的临床表现包括听力下降、涕中带血、头痛以及复视等。在应用放疗的过程之中，鼻咽癌呈现出中高度敏感性，因此，常借助放疗来治疗鼻咽癌。

二、鼻咽癌临床表现

早期的鼻咽癌患者并没有严重的不适感，及至病情恶化，患者会出现诸如颈部淋巴结肿大、涕中带血、听力下降、持续性头痛、复视等症状。除此之外，鼻咽癌患者还极有可能伴随头颈部隐形癌变以及皮肌炎。

典型症状：

1. 鼻部症状

患者在用力吸鼻时，轻者会导致血涕，重者会导致鼻出血。

2. 耳部症状

鼻咽癌早期由于压迫或阻塞咽鼓管，导致耳鸣、听力下降等。

3. 颅脑症状

鼻咽癌单侧持续性头痛，部位多在颞、顶部，晚期患者确诊时可伴有头痛或颅脑神经损害。

三、治疗手段

根据患者鼻咽癌所处的发展时期及患者本身的耐受能力制定不同的治疗方案。临床中主要遵循早期和长期、积极而理性、综合治疗和个体化治疗等原则，对患者进行放疗、化疗、手术治疗等。

四、鼻咽癌放疗的护理

（一）放疗前期的护理

1. 全面评估患者的心理状态以及情绪状态，据此制定出具有针对性的心理干预方案。向患者及其家属明确阐述放疗的作用，普及关于放疗的知识要点、副作用以及注意事项。密切关注与观察患者的情绪变化，给予心理疏导，富有同理心，帮助患者培育以及提升战胜疾病的信心。

2. 对于患者的身体状况以及营养状况进行评估，调整患者的饮食结构，改善其身体状态。

3. 如果患者身体存在伤口，应该在接受放疗之前，对此予以妥善有效的处理。如果身体存在感染，需要在接受放疗之前，给予抗感染治疗。

4. 如有龋齿、牙周疾病等口腔问题，要请口腔医生及时处理，必要时拔牙，拔牙后 2 周再实施放疗。

（二）放疗中期的护理

1. 口腔黏膜反应的护理

随着放射剂量的增加可出现以下不同程度的口咽黏膜放射反应。

- 轻度：口腔黏膜出现红肿、充血以及红斑等表现，并且往往伴随唾液分泌减少、口干等症状。护理措施以保持清洁为主，确保每日用漱口水含漱不少于 4 次。放疗前可含冰块来减轻放射对口腔黏膜的损伤。
- 中度：在患者的口咽部一般会出现明显的充血水肿，并且出现溃疡和斑点状白膜，吞咽时伴随明显的梗阻感和疼痛感。护理要点：①基于口腔 pH 值，选择适宜的漱口液，8 ~ 10 次 / 日含漱 2 分钟；②口腔喷药，保护口咽黏膜，消炎止痛，促进溃疡愈合；③在每次进食之前，可以喷涂 2% 利多卡因喷雾，减轻进食疼痛。

- 重度：口腔黏膜会出现重度充血，且溃疡加重出现糜烂，有脓性分泌物出现，并且伴随剧痛感和灼痛感。对于这部分患者，需要暂停放疗，每天强化口腔护理，每日漱口 8 ~ 10 次，仔细观察并记录患者口腔溃疡变化。与此同时，为了避免出现霉菌等真菌感染，可用生理盐水 + 利多卡因 + 维生素 B_{12}+ 碳酸氢钠配制液含漱，8 ~ 10 次 / 日，遵医嘱指导患者每日服用氟康唑 50 ~ 100mg，必要时静脉注射抗生素防治感染，加快溃疡愈合速度。

2. 照射野皮肤护理

在对患者实施照射之前，需要明确向患者解释保护照射野皮肤的重要性，督促患者穿着全棉内衣，皮肤清洁时采取柔软毛巾沾温水轻柔沾洗，忌用肥皂、酒精、碘酒等进行擦洗。切忌抓挠局部皮肤以及脱屑部位。外出时要加强防晒，避免皮肤日晒。

3. 营养与饮食护理

对于鼻咽癌患者来说，需要禁用烟酒，尽可能少食辛辣食物。若并发感染，禁食羊肉、狗肉、虾、蟹等食物。多吃新鲜水果蔬菜、高蛋白食物、高维生素食物。

4. 密切观察、定期监测血常规变化

需要每周 1 ~ 2 次常规检查血常规，当发现白细胞骤降、血小板和血细胞数量降低时，必须立即通知医生。在此期间严禁使用可引起白细胞下降的药物。当患者体温超过 38℃时，应暂停放疗，并及时处理。

5. 保持照射部位清洁度

为进一步提高患者对放疗的敏感度，预防感染，需保持照射部位的清洁度。指导鼻咽癌患者每日坚持 1 ~ 2 次应用 NS（0.9% 氯化钠注射液）来对鼻腔进行冲洗。需要关注口腔卫生与清洁，每天 3 次应用朵贝尔溶

液或者生理盐水进行含漱。当患者出现鼻腔干燥的症状时，可用无菌液状石蜡来润滑鼻腔，提高鼻腔的湿润度。若出现鼻塞时，则可以使用麻黄素滴鼻。考虑到患者口腔在接受放射照射之后，伴随出现病理结构的改变及唾液分泌减少，容易造成龋齿，因此，指导患者使用含氟牙膏刷牙。随着照射频次的增加和放射剂量的累加，会造成其下颌关节与咀嚼肌的纤维化，使得患者张口困难，因此，需要指导和督促患者每日坚持做口腔操。

（三）放疗后期的护理

1. 放疗结束之后，应该对患者开展一次全面体检，重点检查患者的肝肾功能。

2. 需要继续保护照射野皮肤，坚持不少于 1 个月。

3. 随时跟进与观察患者的全身以及局部的反应消退情况。

4. 嘱咐患者需要按照治疗计划，按时复查。

（四）健康教育

1. 注重与加强口腔清洁卫生，坚持每次进食后用软毛牙刷刷牙，并且用生理盐水或朵贝尔溶液含漱。

2. 进食时，避免食物过硬、过热、过酸或过甜，减轻对口腔黏膜的刺激。

3. 放疗后 3 年之内禁止拔牙。

4. 教会家属鼻咽冲洗的方法。

5. 定期复查。

6. 普及放疗护理常识。

7. 有家族遗传史者做好筛查。

五、鼻咽癌放疗急症：鼻咽癌大出血

（一）什么是鼻咽出血？

鼻咽出血表现为鼻腔、鼻咽大量涌血或活动性出血。鼻腔大出血是指一次连续出血超过300ml，或者是一次出血100ml且出现反复出血的情形。鼻腔大出血的特征包括速度快、反复性、难以控制、出血量大等。其会危及患者生命，具有较高死亡率。

（二）鼻咽癌大出血急救护理措施有哪些？

1. 病情判断

一旦发现患者鼻咽出血，护士一定要保持冷静，安置患者，并迅速判断出血部位、出血量及患者情况，安抚患者，立即报告值班医生。

2. 体位

患者取坐位或半坐位，头偏向出血一侧。若出血量大，患者取头低侧卧位。不要随意搬动患者，必要时压迫双侧颈外动脉。

3. 保持呼吸道通畅

立即清理呼吸道，保持呼吸道通畅是抢救鼻咽癌出血的关键。立即清除口腔、鼻腔内血块，给予负压吸引，防止血凝块堵塞气道造成患者窒息。张口困难者，使用开口器从臼齿处打开口腔，必要时行气管切开。舌后坠者用舌钳将舌头拉出，防止舌后坠堵塞气道。若出现呼吸道阻塞时，应立即协助医生行气管切开，以快速建立气道，恢复呼吸功能。给予高流量吸氧，严密监测患者生命体征。

4. 迅速建立双静脉通道，补液、给药

扩充血容量，遵医嘱输注低分子葡萄糖酐、全血、血浆等液体维持有效循环血量。同时给予止血药物，防止失血性休克。观察和记录患者尿量。

5. 填塞止血

协助医生给予凡士林纱条或气囊快速填塞鼻腔止血，待出血缓解后，

遵医嘱送患者行鼻腔内镜检查，寻找出血部位，烧灼止血。

6. 镇静治疗

遵医嘱给予地西泮或苯巴比妥等镇静治疗。

第三节　口腔癌放疗护理

一、疾病概述

口腔癌是指原发于口腔的恶性肿瘤，大部分属于鳞状上皮细胞癌。口腔癌是头颈部较常见的恶性肿瘤。其临床表现为口腔疼痛、麻木、肿块、溃烂、牙齿松动、言语不清、吞咽困难，呼吸困难。口腔癌的治疗方式主要以手术切除、放疗、化疗为主。对早期、未分化及低分化口腔癌首选放疗。

二、口腔癌临床表现

1. 可表现出不同的肿瘤类型：乳头状型、外突型、溃疡型、浸润型。

2. 口腔癌早期可以表现为口腔黏膜溃疡或肿块，溃疡增大后中央出现坏死，边缘隆起外翻如菜花伴有出血，肿块增大后引起相应部位的软组织破坏，例如疼痛、口臭、牙齿松动、张口困难，进而影响进食吞咽。

3. 癌症影响到周围神经时可以引起面部麻木、舌头活动受限等。

4. 出现溃疡不愈应警惕口腔癌的发生，因为溃疡的病程不超过2周。癌变部位疼痛明显，随着癌症侵犯神经可引发耳部和咽喉痛。周边淋巴结出现肿大，尤其是耳后、颈部的淋巴结。肿瘤如果侵犯开闭口肌肉会导致开闭口运动受限。

三、治疗手段

口腔癌是发生于口腔黏膜组织的恶性肿瘤，患者的口腔一般会出现疼痛、溃疡、糜烂、白斑等症状。通常情况下，治疗口腔癌可以用手术治疗、放疗、化疗。

1. 手术治疗

手术治疗是治疗口腔癌的有效手段之一，患者可以通过口腔癌病灶切除术、功能性颈淋巴结清扫术、颊部组织缺损修复术等方式进行治疗，一般能起到较好的效果。

2. 放疗

早期口腔癌患者可以通过腔内近距离放疗、三维适形放疗、调强放疗等方式进行治疗，一般能减少癌细胞的数量，根治口腔癌病灶周围的亚临床病灶。

3. 化疗

晚期口腔癌可通过化疗来控制病情。

四、口腔癌放疗护理

（一）放疗前期的护理

1. 全面评估患者的饮食、睡眠、心理、张口受限度等情况，指导患者调整饮食结构，食用更加易于吞咽的食物，如鸡蛋羹、面条、肉泥、菜汁和果汁等。食物温度不能过高，以免对口腔黏膜造成伤害。积极开展治疗前的心理疏导工作。提供舒适安静的病房环境，助力患者睡眠，减轻因焦虑、口腔疼痛等带来的不适。

2. 对患者的肝功能及肾功能进行指标评估。监测血常规，当白细胞数量低于 4×10^9/L、血小板低于 10×10^9/L 时，则应该及时采取治疗干预手段，确保这两项指标合格之后，再予以放疗。

3. 评估患者口腔情况，检查是否有龋齿和其他口腔疾患，如有则应及时到口腔科进行处理，为放疗做好准备。

（二）放疗中期的护理

1. 照射野皮肤黏膜护理

口腔癌照射野为口腔及颜面部皮肤，嘱患者避免摩擦照射野皮肤，洗脸时勿用碱性肥皂及粗毛巾擦照射野皮肤。出门时戴帽或打伞保护照射野皮肤。注意保持口腔清洁，饭前饭后用软毛牙刷刷牙，漱口，观察口腔黏膜及牙龈出血情况，根据出血情况给予相应处理。禁止抓挠照射野皮肤，避免出现感染。

2. 营养和饮食护理

指导患者少食多餐。在接受放疗期间，指导和鼓励患者多饮水，确保每日饮水量不低于 2500ml，通过促进排尿来缓解放疗后的全身反应。

3. 定期对血常规等指标进行监测

一般来说，需要每周进行一次血常规检查，一旦发现血常规变化，比如血小板和白细胞降低等情况，应该立即报告医生，给予对症处理。当患者出现发热，体温超过 38℃时，应暂停放疗。

4. 严密观察口腔癌放疗并发症

如出现口腔疼痛、张口受限、吞咽困难等并发症，应及时给予对症处理，保证患者的摄入量，维持机体平衡。

（三）放疗后期的护理

1. 放疗结束之后，应该对患者开展一次全面体检，重点检查患者的肝肾功能。

2. 需要继续保护照射野皮肤，坚持不少于 1 个月。

3. 随时跟进与观察患者的全身以及局部的反应消退情况。

4. 嘱咐患者需要按照治疗计划按时复查。

（四）健康教育

1. 教育与督促患者戒烟酒。

2. 指引患者保持稳定情绪和平和心态，促使其积极向上。

3. 注意保暖，规避上呼吸道疾病的出现，并且积极指导患者加强能力范围内的训练与锻炼。

4. 指导患者进行叩齿、咽津、鼓腮、弹舌、张口、颈部旋转运动训练。

5. 加强营养，多吃新鲜蔬菜水果。补充 B 族维生素，促进受损口腔黏膜的愈合。可以多食用高蛋白的食物，比如鸡蛋、鸡肉、牛奶等，促进身体恢复的同时，还能提高免疫力。

6. 日常生活中，患者应注意保持口腔卫生，避免熬夜，术后不要张大口，禁止咀嚼槟榔。

7. 出院后定期复查。

第四节　颅内肿瘤放疗护理

一、疾病概述

颅内肿瘤是指癌变部位在颅内的一类肿瘤，主要涉及脑实质发生的原发性脑瘤，以及由于身体其他部位癌变转移至颅内的继发性脑瘤。临床上以胶质瘤最为常见。

二、颅内肿瘤临床表现

1. 早期

由于肿瘤体积较小，因此缺乏典型的临床症状，患者在疾病早期无明显不适，症状不是太典型。病情进展以后患者可以出现恶心、呕吐、头痛、头晕等颅内压升高的表现。当肿瘤侵犯功能区的时候，患者会出现相应的症状，比如视觉下降，听觉下降，味觉下降，甚至肢体瘫痪等，并且不适症状会随着时间的推移、肿瘤体积增大而进行性加重。

2. 后期

当肿瘤体积增大到一定程度时，会导致患者出现颅神经功能障碍，患者表现为认知功能障碍、语言功能障碍、肢体运动和感觉功能障碍，还可能诱发癫痫发作，出现神经功能异常。

三、治疗手段

颅内肿瘤的治疗包括手术治疗和非手术治疗。首选手术治疗，不能手术治疗或者手术切除不彻底者，可以采用内科保守治疗，如放疗、化疗、免疫治疗等。

四、颅内肿瘤放疗护理

（一）放疗前期的护理

1. 对于患者的意识情况、心理状况、情绪反应等方面进行全面的评估。给患者及家属讲解放疗相关知识及注意事项，给予患者心理干预。

2. 评估患者跌倒、坠床风险，采取相应的护理措施。如指导患者穿舒适的鞋子，不穿拖鞋。卧床时给患者拉上床栏。必要时家属24小时陪护。指导患者安全用药，做到看服到口。

3. 指导患者剃头，清洁头面部皮肤，头部清洁不用碱性清洗剂。协助医生给予照射野画线标记。

（二）放疗中期的护理

1. 密切观察与记录患者的放疗反应，如出现恶心、呕吐、视力改变、头痛等症状，观察患者是否出现了颅内压增高以及是否出现意识模糊等情况。一旦发现这些症状，必须立即联系医生，遵医嘱快速静脉滴注20%甘露醇250～500ml。当病情紧急时，可以在确保无菌的条件下进行局部穿刺，遵医嘱给患者服用类固醇类药物。

2. 密切观察患者的生命体征，并且及时、准确地记录，针对患者出现的高热、烦躁不安、昏迷等情况及时施治，及时抢救脑疝患者。

3. 脑瘤患者，往往会出现程度不一的癫痫，发作之时，医护人员可以采取肌肉注射镇静剂等方式来施治。除此之外，对于癫痫发作的患者，还应该按时按量给予抗癫痫药物。

4. 保障病室安静，空气清新，光线适宜，操作集中，出现睡眠障碍及时干预。

5. 遵医嘱给患者进行饮食指导，嘱患者进食高蛋白、高维生素、高热量饮食，满足患者营养需求，每天饮水2000ml以上。对于特殊患者，营养科介入给予营养支持，制定治疗饮食方案。注意患者放疗后出现的恶心、呕吐及食欲减退。培养患者良好饮食习惯，戒烟酒，忌浓茶、咖啡、刺激性饮食。

（三）放疗后期的护理

1. 放疗结束之后，应该对患者开展一次全面体检，并且重点检查患者的肝肾功能。

2. 仔细检查患者的照射野皮肤状况，若出现色素沉着，头皮瘙痒，嘱患者勿抓挠，可用柔软毛巾浸温水清洁。3 个月内勿剃头，以免引起皮肤损伤和感染。告知患者头部或颜面部皮肤色素沉着属正常现象，随着时间推移会逐渐褪去。外出时嘱患者戴帽或打伞，防止太阳光照射。

3. 嘱家属观察患者有无头痛、恶心、意识模糊情况，若有需及时就医。

4. 安全用药，指导患者家属一定要认真核对药物，保证患者正确服药。

（四）健康教育

1. 指导患者合理膳食，选择营养丰富的高蛋白饮食。戒烟戒酒。

2. 鼓励患者适当运动，可选择做操、打太极拳等柔性运动。

3. 四肢肌力下降者应警惕跌倒的发生。确保环境安全，患者活动空间保持光线充足，洗手间及走廊无障碍物。尽量提供拐杖、助行器等辅助工具，确保患者安全。

4. 康复指导：依据病情指导患者做口腔颜面操、爬墙运动、腹式呼吸。

5. 观察患者病情及意识情况，如出现头痛、头晕、恶心呕吐，需及时就医。

6. 心理护理：及时了解患者心理状态，给予心理疏导，倾听患者诉求，加强沟通，助其树立战胜疾病的信心。特殊患者给予心理介入。

7. 养成良好生活习惯，积极配合治疗，保持心情舒畅，按时复诊。

第五节 喉癌放疗护理

一、疾病概述

喉癌是指来源于喉黏膜上皮细胞的恶性肿瘤，常见的喉癌为鳞状细胞癌。按肿瘤所在部位分为三个基本类型：声门上型、声门型、声门下型。喉癌因类型不同而临床表现有所不同，常有声音嘶哑、咽部不适或异物感、疼痛感、气促、呼吸困难、吞咽障碍、颈部肿块及颈部淋巴结肿大。多见于中老年男性。

二、喉癌临床表现

1. 喉癌是咽喉部比较常见的恶性肿瘤，早期肿瘤小，不会有明显的症状，所以临床上很难被发现。

2. 喉癌常见的临床表现是声音嘶哑，部分患者为持续性声音嘶哑，部分患者为阵发性嘶哑；还可能出现咽喉疼痛、咽部异物感。

3. 随着肿瘤的进展，如果肿瘤过大或是侵犯到神经，可以出现呼吸困难、吞咽困难等症状；也可能会出现颈部的淋巴结肿大。

三、治疗手段

喉癌的治疗方法主要有手术治疗、放疗、化疗以及激光治疗。喉癌的手术治疗原则：在根治肿瘤的同时，尽可能保留喉的功能，提高患者生存和生活质量。除了手术治疗，其次就是放疗。放疗是治疗喉癌的一种重要和有效的手段，主要用于一些早期的喉癌，或者作为手术治疗的辅助治疗。

四、喉癌放疗护理

（一）放疗前期的护理

1. 对喉癌患者的心理状况以及情绪反应等进行全面的评估与分析，喉癌患者由于声音嘶哑或不能发声，常常表现出性情急躁，悲观失望。家属和医务人员要理解和体谅患者的难处，耐心细致地与患者沟通，通过手势或书写等方式了解患者需求，及时为患者提供帮助。最大限度地给予患者关心和支持。

2. 指导患者摄入高蛋白、高营养饮食。采取合理的进食方式，根据梗阻情况指导患者少量多餐，温凉饮食。

3. 做好口腔清洁，洁牙和治疗龋齿，预防和清除牙源性感染。

4. 协助患者做好全身检查。

（二）放疗中期的护理

1. 皮肤护理

穿全棉、宽松、柔软、低领的衣物，对颈部皮肤加以保护，可佩戴围巾或丝巾。注意观察气管套管固定处的胶布对皮肤的损坏。

2. 呼吸道管理

进一步强化对于患者的呼吸道管理。密切观察患者是否出现了眼睑下垂、呼吸异常、发音异常、吞咽异常等情况。一般来说，喉癌会对呼吸道形成压迫，因此，宜采取半卧位的睡眠姿势，并且辅以吸氧、药物雾化吸入，甚至气管切开，从而保障气道通畅。

3. 气管套管护理

• 保持气管通畅，及时清除呼吸道分泌物，观察气管套管周围皮肤，及时更换气管套管敷料，备好吸痰装置，防止痰痂脱落阻塞气道。考虑到接受放疗的患者可能会因为肿瘤不适或者喉部水肿而出现呼吸不畅、窒息等情况，因此，需要床旁配备吸痰器、氧气装置以及气管切开盘。

- 给予湿化气道，防止痰液黏稠不易咳出。

4. 口腔黏膜护理

注意口腔黏膜反应，用漱口液漱口。给予口腔护理，及时清除痰液，防止痰痂脱落，堵塞呼吸道，引起窒息。

（三）放疗后期的护理

1. 放疗结束之后，应该对患者开展一次全面体检，并且重点检查患者的肝肾功能。

2. 指导以及教育患者及其家属学会气管套管清洗方法。塑料材质的气管套管不能用热水浸泡，以免变形。

3. 密切观察患者咽喉部局部及全身反应的消退。

4. 嘱患者按照治疗计划按时进行复查。如有不适随时就诊。

（四）健康教育

1. 指导患者少说话，保护喉部。

2. 指导其保持稳定的情绪与良好的心态，引导其保持积极向上的心态以及建立战胜疾病的信心。

3. 注意保暖，避免出现上呼吸道疾病。指导患者开展能力范围之内的锻炼。

4. 进一步调整其饮食结构。

5. 指导并培训患者气管切开的自我护理方法，并且指导其进行套管更换，加强对于气管暴露口的清洁处理。

6. 出院后，需要定期来医院复查。

第 2 章　胸部肿瘤放疗护理

第一节　胸部肿瘤放疗常见问题

一、疾病概述

在我国恶性肿瘤患者中，胸部恶性肿瘤（肺癌、食管癌和乳腺癌）患者约占发病总人数的 1/3，病死率则居第 1、4 和 7 位。胸部恶性肿瘤作为比较常见的疾病类型，病死率相对较高，对患者的生命安全产生了严重威胁，给患者的生活质量带来了严重影响。

二、胸部肿瘤放疗的并发症

许多胸部恶性肿瘤需要接受放疗，放射性肺损伤是胸部放疗最常见并发症。放射性肺损伤的出现限制了胸部肿瘤放疗靶区剂量的提高，并影响肺癌、食管癌、乳腺癌等胸部恶性肿瘤患者放疗后的生存质量和生存期。放射性肺损伤可分为早期放射性肺炎以及晚期放射性肺纤维化两种类型。其中，前者属于针对胸部肿瘤开展放疗之后的一种普遍性的严重并发症。虽然放疗技术有了革命性的提高，但放射性肺炎的发生率仍不低，严重者将危及生命。除此之外，放射性肺炎若恶化为放射性肺纤维化，这一过程将不可逆。因此，对于放射性肺炎采取积极有效的预防措施也就显得尤为重要。

放射性肺炎的临床表现主要为呼吸困难、咳嗽、发热及肺衰竭。辐射诱导的肺纤维化是临床上胸部肿瘤患者放疗过程中常见的并发症，临床表现为进行性呼吸困难和呼吸衰竭。

随着近年肿瘤治疗手段的精进，肿瘤患者生存周期延长，放射性肺损伤的发生极大地降低了胸部肿瘤患者的生存质量和生存率，越来越成为肿瘤治疗的限制性因素。

第二节　食管癌放疗护理

一、疾病概述

食管癌，又称食道癌，是指食管上皮来源的恶性肿瘤。我国食管癌主要病理类型为鳞状细胞癌，发病部位常为食管中段，下段次之，上段最少。主要表现为吞咽异物感、吞咽困难以及胸骨后疼痛；若发生转移或侵犯邻近器官，可出现疼痛和被累及器官的相应症状。食管癌是中国发病率和死亡率均较高的恶性肿瘤，即便现阶段可以采取的治疗模式呈现出多样化的趋势，但患者在确诊后5年内的生存率仍较低。一般来说，结合手术、放疗、化疗、免疫治疗以及靶向治疗等手段的综合治疗方案是目前食管癌的治疗标准。

二、食管癌临床表现

1. 早期

常无明显症状，可有三感一痛，即哽噎感、停滞感、异物感和胸骨后烧灼样、针刺样或牵拉摩擦样疼痛。

2. 中晚期

* 症状：主要是进行性吞咽困难，其中缩窄型最严重。
* 体征：患者逐渐消瘦、贫血、无力及营养不良。中晚期患者可有锁骨上淋巴结肿大，严重者有腹水征，晚期贲门癌患者多有上腹部压痛或包块。晚期会出现恶病质。

三、治疗手段

以手术治疗为主，辅以放化疗等综合治疗。

1. 手术治疗

手术治疗是可切除食管癌的首选治疗方法。手术方法有手术切除和姑息性减状手术（解决梗阻和营养问题），减状手术主要有胃、空肠造口术，食管内置管术。

2. 放疗

包括术前放疗、术后放疗和根治性放疗。

3. 化疗

食管癌常用的化疗药物有顺铂、博来霉素、紫杉醇等。

4. 其他

免疫治疗及中药治疗等。

四、食管癌放疗护理

（一）放疗前期的护理

1. 耐心做好解释工作，倾听患者的诉求，明确、清晰地告知其治疗的作用。向患者及其家属阐述、解释放疗的相关知识，明确告知其在放疗过程之中可能出现的并发症以及需要配合的事项。与此同时，还应该向患者讲解放疗可能产生的副作用及应对方法，缓解患者紧张、恐惧情绪。

2. 饮食与营养。由于食管癌患者常常表现为吞咽困难，因此患者食物摄入不足，常表现为营养低下状态。指导并鼓励患者进食温流质饮食，增加蛋白质摄入量。营养师介入治疗。不能进食者给予鼻饲管喂食。

3. 如有龋齿、牙周疾病等口腔问题，请口腔医生给予及时处理，必要时给予拔牙，拔牙 2 周后再行放疗。

（二）放疗中期的护理

1. 引导与鼓励患者进食，并且向其解释提升营养状态有助于组织修复，提升治疗效果。

2. 嘱患者在接受放疗期间大量饮水，缓解放疗对于消化道黏膜的刺激。

3. 调整饮食结构，以半流质食物为主，提高清淡、无刺激且高蛋白、高维生素的食物占比，采取少食多餐的进食方式。

4. 放射性皮炎的护理：照射野皮肤禁用肥皂擦洗或者用热水浸浴；禁用酒精、碘伏等进行消毒；禁用热敷、湿敷、化妆品及有刺激性的药膏；避免温度过高或者烈日暴晒。对于伴随烧灼刺痒感的 Ⅰ 度皮炎，可以在患处涂抹 1% 冰片滑石粉。而对于 Ⅱ 度皮炎则可以采取涂抹金因肽法、暴露疗法等治疗手段。

5. 放射性食管炎的护理：在接受放疗之后的 1 ~ 2 周，患者极有可能出现食管黏膜充血水肿、吞咽困难、局部疼痛等情况，需要及时进行干预处理。对于症状严重的患者，需要严格遵医嘱，给予静脉补液，并口服黏膜表面麻醉剂（生理盐水 500ml＋庆大霉素 48 万 U＋地塞米松 20mg＋2% 利多卡因 20ml）和黏膜保护剂（氢氧化铝凝胶）。

（三）放疗后期的护理

1. 放疗结束之后，应该对患者开展一次全面体检，并且重点检查患者的肝肾功能。

2. 需要继续保护其照射野皮肤，坚持不少于 1 个月。

3. 随时跟进与观察患者的全身以及局部反应的消退。

4. 嘱患者按照治疗计划按时复查。

（四）健康教育

1. 保持心情开朗，建立战胜疾病的信心。

2. 注意营养和饮食的调整，戒烟酒，宜进食易消化的半流质或流质饮食；少食多餐，忌暴饮暴食；避免粗糙、过硬、过热及刺激性食物；不吃腌制、霉变的食物；在进食之后半小时，采取半卧位。

3. 进一步加强口腔清洁卫生，在每次进食后饮用一定分量的温开水，保持口腔清洁。

4.保持照射野皮肤清洁，免受理化因素刺激。

5.定期复查，适量运动，保持良好心态。

第三节　肺癌放疗护理

一、疾病概述

源于支气管黏膜上皮或肺泡上皮的恶性肿瘤称为原发性支气管肺癌，简称肺癌。肺癌是最常见的肺部原发性恶性肿瘤，常有区域性淋巴结和血行转移。早期的临床表现为痰中带血、刺激性咳嗽等，肺癌的病情恶化速度与细胞的生物特性之间具有高度关联性。肺癌常见于 40 岁以上的群体，发病的高峰期集中在 60 ~ 79 岁。男性高于女性，发病比例为 2.3:1。肺癌的发病因素包括种族、家族史以及吸烟史。

二、肺癌临床表现

肺癌的临床表现与肿瘤的部位、是否压迫和侵犯邻近器官、有无转移等情况密切相关。早期肺癌可无任何症状，大多在胸部 X 线检查时发现。

1. 临床常见症状

- 咳嗽：早期为刺激性干咳；晚期支气管狭窄，咳嗽加剧，呈持续性；咳嗽音可呈高调金属音。
- 肿瘤增大阻塞支气管，继发肺部感染，有脓痰，痰量多。
- 咯血：以中央型肺癌多见，占 50% ~ 60%，根据出血量不同，表现为痰中带血或间断血痰、少量咯血、大量咯血。
- 喘鸣。
- 胸闷、气促。

2. 局部晚期症状

- 胸痛：肿瘤细胞侵犯胸膜、侵犯肋骨或脊柱、压迫肋间神经。
- 声音嘶哑：肿瘤压迫或侵犯喉返神经。

- 吞咽困难：肿瘤侵入纵隔，压迫食管。
- 胸腔积液：胸膜腔种植。
- 上腔静脉阻塞综合征：肿瘤侵犯或压迫上腔静脉，引起面部、颈部、上肢和上胸部皮下组织水肿，上肢静脉压升高等一系列临床表现。

三、治疗手段

肺癌的治疗是以手术为主的多学科综合治疗。

1. 手术治疗

早期肺癌首选手术治疗。

2. 放疗

小细胞未分化癌疗效最好，鳞癌次之，腺癌最差。

3. 化疗

对小细胞未分化癌最敏感，鳞癌次之，腺癌最不敏感。

4. 免疫治疗

应用抑制 T 细胞程序性细胞死亡分子 1（PD-1）及其受体（PD-L1）通路的单克隆抗体，特异性杀伤肿瘤。

四、肺癌放疗护理

（一）放疗前期的护理

护士应全面了解患者的身体情况、心理情况。掌握患者的治疗时间以及具体疗程、射线种类、照射部位，以及放疗的预期效果。及时地向患者及其家属介绍放射知识、可能产生的副作用及应对措施，鼓励患者积极配合放疗。

（二）放疗中期的护理

1. 心理护理

放疗期间患者若产生恐惧、焦虑、抑郁、绝望等不良情绪，会降低人体免疫机能，加重病情。护士应观察患者情绪变化，及时助其消除不良情绪，耐心回答患者所关心的与预后和转归有关的问题。

2. 放射性肺炎的护理

肺癌患者放疗期间易出现放射性肺炎，表现为刺激性干咳，夜间加重，咳嗽导致患者无法入睡，给患者带来精神损耗，影响放疗疗程。护士应严密观察患者临床表现，及时汇报病情。遵医嘱指导患者口服止咳镇静药物；也可指导患者口服中药汤剂，润肺止咳；还可给患者中药雾化吸入，止咳生津。

3. 饮食护理

放疗导致患者营养消耗大，加之肿瘤消耗，出现恶病质，患者常有营养不良。护士应科学地运用营养评估表对患者进行评估，指导患者增加营养摄入量，家属尽可能为患者提供合口味的饮食，多吃新鲜蔬菜、豆类、蛋类，勿吃刺激性食物。放疗期间鼓励患者多饮水，每日饮水量在3000ml 左右，以增加尿量，排出放疗所致的有害物质，减轻放疗所带来的毒副作用。

4. 病情观察

观察血常规变化：每周 1 ~ 2 次检查血常规。当白细胞低于 3.0×10^9/L 时应停止放疗，遵医嘱使用升白细胞药物。保持口腔清洁。若患者出现头晕、乏力、抵抗力下降，应嘱其卧床休息。加强营养，勿去公共场所，避免感染。病房内定期空气消毒。

（三）放疗后期的护理

1. 在放疗结束之后，开展一次全面体检。

2. 做好健康宣教及出院指导。

3. 放疗结束后半年内均应注意保护照射野皮肤，避免摩擦、搔抓，以防破损。

4. 告知患者放疗结束后局部或全身仍可出现后期的放射反应，以免患者紧张。

5. 嘱患者定期门诊复查，根据患者在接受放疗期间的身体情况、放疗反应、间隔时间等，阶段性地延长患者的复查间隔时间。

（四）放疗相关并发症的预防及护理

1. 放射性肺炎

与放疗的剂量有关，表现为刺激性咳嗽、干咳。反应症状较轻者，给予雾化吸入治疗。而对于症状较重的患者来说，则需对症处理，注重保暖，避免出现呼吸道感染。定期清洁消毒病房，保持病区环境安静整洁，促进患者睡眠。

2. 放射性食管炎

放疗后约10天，患者有可能会出现食管黏膜充血水肿、局部疼痛和吞咽困难，对此需要给予患者安慰和解释，尽可能地减轻患者的焦虑情绪。饮食以温流质饮食为主，少量多餐，避免患者呛咳。指导患者在进食之后应用适量温水或淡盐水冲洗食道，以达到减轻炎症与水肿的目的。必要时给予口服黏膜表面麻醉剂，减轻食管烧灼样疼痛。症状加重时，应听从医生的建议，及时抗炎、补液治疗，并进一步强化支持性治疗。

3. 骨髓抑制

因淋巴组织以及骨髓对放射线具有高敏感性这一特点，一般会在放疗开始之后的第2周出现全身反应，具体表现为红细胞、白细胞、血小板降低，患者易出现疲乏无力、食欲下降等症状。护士应严密观察患者病情变化，定期复查血常规，关注检验结果。指导患者合理穿衣，避免受凉引起感冒，防止感染。发热时，应尽量卧床休息，定时测温并记录，室内温湿度适宜，遵医嘱给予抗生素治疗。

（五）健康教育

1. 进行心理指导，保证治疗顺利进行。

2. 科学合理营养。

3. 照射野皮肤在放疗后仍要注意保护。

4. 劳逸结合，适当参加社会活动，保持心情舒畅。

5. 定期复查，有不适随时就诊。

第四节 乳腺癌放疗护理

一、疾病概述

乳腺癌是发生于乳腺小叶和导管上皮的恶性肿瘤。癌肿半数以上发生于乳腺外上象限，其次为乳腺中央区和其他象限。乳腺癌是女性最常见的恶性肿瘤之一。40～60岁、绝经期前后的妇女发病率较高，现代医学证明乳腺癌有家族遗传性，也称家族性癌。

二、乳腺癌临床表现

1. 乳房肿块

乳房肿块是最常见、最重要的临床表现。

- 好发部位依次为：乳房外上象限（45%～50%），乳头、乳晕处（15%～20%），内上象限（12%～15%）。
- 早期表现：患侧乳房无痛性、单发小肿块，常无自觉症状，质硬、表面不光滑，与周围组织分界不清。
- 晚期表现：①肿瘤可侵入胸筋膜和胸肌，使肿块固定于胸壁而不易推动。②卫星结节、铠甲胸。③皮肤破溃。

2. 乳房外形改变

- 患侧乳房局部隆起，两侧不对称。
- "酒窝征"：癌肿累及乳房 Cooper 韧带，使其短缩而致肿瘤表面皮肤凹陷。
- "橘皮样"改变：癌细胞堵塞皮下淋巴管致淋巴回流障碍，出现真皮水肿，乳房皮肤呈"橘皮样"改变。乳头或乳晕区的癌肿，将乳头牵拉向癌肿一侧，致乳头扁平、回缩、内陷 。

3.乳头溢液

少数患者出现乳头溢液，多为血性液体。

4.转移征象

- 淋巴转移：最初多见于患侧腋窝淋巴结，可引起患侧上肢淋巴水肿、麻木或疼痛，晚期有锁骨上淋巴结转移。

- 血行转移：肺转移表现为胸痛、气促；骨转移可有局部疼痛；肝转移表现为肝大、黄疸。

5.全身症状

早期一般无全身症状，晚期贫血、乏力、消瘦，呈恶病质状态。

三、治疗手段

主要手段为手术治疗、放疗、化疗、内分泌治疗、生物靶向治疗，辅助手段为中医药治疗。

四、乳腺癌放疗护理

（一）放疗前期的护理

1.心理护理

关注乳腺癌患者的心理状况及情绪反应。乳腺癌患者女性居多，手术后乳房的缺失常常导致自卑心理，家属和医务人员应当给予更多的关心和帮助。向患者介绍放疗的好处，以及可能产生的不良反应。引导其正确面对疾病带来的伤害。病区内护士可以建立乳腺癌患者交流群，通过健康宣教、交流沙龙等形式，鼓励患者树立战胜疾病的信心，鼓起面对现实的勇气。

2.生活指导

放疗前指导患者正确穿衣，最好选择全棉内衣，衣服宽大简洁。减少配饰佩戴。正确使用护肤用品，关注护肤品成分，不使用含酒精、消毒剂等成分的清洁护肤用品。保护照射野皮肤，温水洗澡，动作轻柔，避免搓擦。

（二）放疗中期的护理

1. 注意保护照射野皮肤

因为乳腺属于外器官，乳腺切除以后照射胸壁以及淋巴结引流区，射线的穿透深度比较表浅，会对皮肤造成一定程度的放射性损伤，表现为照射区域皮肤红肿、烧灼样疼痛，严重者出现皮肤破溃、感染。放疗期间指导患者穿棉质内衣，衣服宽松透气，避免衣物粗糙摩擦；照射期间，用温水和软毛巾轻轻沾洗，不使用碘酒、酒精等刺激性消毒剂；不能抓挠、搓揉照射野的皮肤，避免皮肤受损，可以外用皮肤保护剂，如赛肤润或者芦荟胶涂擦。如已破溃可局部使用乳酸依沙吖啶溶液湿敷，促使痊愈。不可让放疗部位皮肤暴露在阳光下，外出采取打伞或戴帽等措施，保护皮肤，以防皮肤损伤。

2. 营养和饮食护理

乳腺癌患者在放疗期间，可能还接受了靶向药物治疗，两者均会导致患者胃口不佳，营养失调。应评估患者的营养状况，加强对患者及家属营养知识宣教；食品的搭配上注意色、香、味，提供营养丰富、清淡可口的饮食，少量多餐，多食蔬菜和水果；部分患者有恶心、呕吐及厌食反应，避免吃不易消化的食物。可指导患者通过咀嚼口香糖、含话梅等方式促进食欲。

3. 指导患者继续上肢功能锻炼

每天做手、腕、肩、肘部关节屈曲、伸展运动，以促进肢体血液及淋巴回流，减少肢体肿胀，早日恢复正常功能。不能用患肢提、拉、抬举重物（尽量少于5kg），以免上肢水肿。不可在患肢静脉给药、测量血压。

4. 告知放疗的副反应及自我护理

放射性皮炎是乳腺癌放疗过程中常见的副反应。一般发生率在

60% ~ 70%。放疗过程中注意告知患者保持皮肤完好，避免用手抓挠；避免在阳光下暴晒，避免穿含化学纤维的衣服刺激皮肤。

（三）放疗后期的护理

1. 关注患者心理活动，及时给予疏导和帮助

由于乳腺癌患者大多数为女性，在接受手术、放化疗后，出现脱发、营养低下、乏力、失眠等不良反应，加之手术后乳房缺失，给乳腺癌女性患者带来了严重的心理创伤。一定要关注患者的心理需求，力所能及地提供心理援助。可以借助中医调养，必要时请临床心理科介入治疗。

2. 随时观察患者局部及全身情况

尽早干预，减少放射性肺炎、骨髓抑制等不良并发症的发生。

3. 皮肤护理

放疗后，照射野皮肤脆性增加，指导患者做好自身皮肤的护理。

4. 遵医嘱定期复查

放疗1个月后复查1次，以后每3个月复查1次，1年后每半年复查1次，如有异常，随时就诊。

（四）健康教育

1. 保持照射野皮肤的清洁，穿全棉内衣，避免理化因素刺激，照射野不宜进行热敷、按摩、理疗、针灸，避免刺激性软膏等外用。

2. 进食高蛋白、高热量、高维生素等营养丰富的食物，避免高脂肪食物。

3. 坚持患侧上肢锻炼，如上肢旋转、后伸，轻度扩胸运动等，每天1 ~ 3次，避免劳累，循序渐进。

4. 积极参加体育锻炼，保持身心健康，增加机体抵抗力。

5. 根治术后5年内避免妊娠，定期复查，进行乳房自我检查，如有异常及时就诊。

第 3 章　腹部肿瘤放疗护理

第一节　肝癌放疗护理

一、疾病概述

　　肝癌是指发生在肝脏的恶性肿瘤，包括原发性肝癌及继发性肝癌。原发性肝癌是肝细胞或肝内胆管上皮细胞的恶性肿瘤。如肝硬化容易转为原发性肝癌。继发性肝癌是身体其他脏器的癌肿转移至肝脏而形成的肝癌，多数由胃癌、大肠癌转移所致，少数由胰腺癌和胆道癌转移所致。

二、肝癌临床表现

　　1. 早期

　　很不典型，可表现为食欲减退、腹部闷胀、消化不良、右上腹隐痛、肝区持续性或间歇性疼痛、全身乏力。

　　2. 晚期

　　可表现为贫血、发热、黄疸、腹水、下肢浮肿、皮下出血及恶病质等。

　　3. 常见并发症

- 上消化道出血：为肝癌最多见的并发症，可由肝门静脉或肝静脉瘤栓加重肝门静脉高压，引起食管胃底静脉曲张破裂出血，也可由应激下胃黏膜糜烂、溃疡引起。

- 肝癌破裂出血：常因肿瘤生长快速、肿瘤坏死或挤压外伤所致，常引起休克，大部分患者无手术可能，短期内死亡。
- 肝性脑病：为终末期表现，多是肿瘤或瘤栓以及其他诱发因素引起肝衰竭所致，常反复发作，预后极差。
- 高血钙：恶心、意识不清、便秘、浑身无力等。
- 低血糖：疲劳或晕厥。

三、治疗手段

治疗手段包括手术治疗、放疗、生物治疗、介入治疗等。

肝癌放疗适应证：一般认为对于下述肝癌患者可考虑放疗：肿瘤局限，因肝功能不佳不能进行手术切除者；因肿瘤位于重要解剖位置，手术无法切除者；拒绝手术的患者；已发生远处转移的患者可行姑息性放疗，以控制疼痛或缓解压迫等。

对于选定的原发性肝癌患者，其在接受放疗之后的 3 年生存率可达 25% ~30%。

四、肝癌放疗护理

（一）放疗前期的护理

1. 心理护理

向患者及其家属介绍放疗的作用与副作用，介绍相关疾病知识，提前了解放疗可能带来的副反应及应对措施。做好患者的放疗前教育，使其做好精神和身体准备，强调放疗的好处及价值，帮助患者树立信心，积极配合放疗。指导患者少活动、多休息。大多数患者在放疗结束后，虚弱和疲劳也会随之逐渐消失。

2. 全身营养状况护理

评估患者身体及营养状况，给予高热量、高蛋白、高维生素饮食。纠正贫血、脱水及水、电解质紊乱。

（二）放疗中期的护理

1. 饮食护理

在放疗的过程之中，患者往往伴随上腹不适、食欲不振、腹胀等胃肠道症状。由于一定剂量的胃肠道辐射，出现广泛的放射性副反应，使消化道功能减弱，导致上述症状更加明显。因此，在治疗过程中，应鼓励患者少吃多餐，进食高热量、高维生素、低脂、低盐、清淡的食物。控制蛋白质摄入量，防止肝性脑病的发生。多吃含有丰富维生素的蔬菜和水果，避免吃生冷、刺激性和油腻的食物。保持口腔清洁，饭后漱口，减轻口腔黏膜反应。腹水患者应限制水钠摄入。当失代偿与肝硬化相关时，应给予高质量的蛋白质。在进食前 30 分钟可口服莫特林和莫沙比利等胃肠动力药物，以减轻胃肠道症状。

2. 严密观察病情变化

由于癌组织本身的影响或照射后病灶的破坏，发生坏死肿瘤组织的吸收反应，加上癌症患者免疫力低下，容易合并感染。患者常出现发热，低热患者可服用退热药或进行物理降温。如果持续高热，应暂停放疗，并酌情使用抗生素对抗感染。当患者出现肝区疼痛时，应耐心询问患者疼痛的程度和持续时间。可以根据医嘱进行止痛治疗。必要时应给予吗啡等强效镇痛药，观察镇痛效果和不良反应。肝硬化合并门静脉栓塞的肝细胞癌易引起门静脉高压，加重胃肠道黏膜充血缺氧，引起黏膜侵蚀坏死，辐射损伤也易引起胃肠道出血。因此，在治疗过程中应密切观察病情的变化，注意患者的精神状态，监测体温、脉搏、血压的变化。询问患者是否有腹泻、黑便，以便及时诊断和治疗。

（三）放疗后期的护理

1. 皮肤护理

肝癌患者接受放疗后，会出现一系列副作用。其中皮肤反应是最常见的，因而对皮肤反应的护理变得尤为重要。

- 放疗 5～6 次后照射野皮肤可发红，有刺痒感，放射 10 天后皮肤色素沉着，3 周后可出现干性脱皮。护理方法：局部用药，烧伤膏涂擦。
- 皮肤高度水肿，充血，水疱形成，可糜烂渗液，称湿性皮炎。处理方法：对皮肤无破溃者，外涂 2% 硼酸软膏或康复新软膏；对皮肤出现水疱及破溃者，可用乳酸依沙吖啶湿敷。

2. 骨髓抑制的护理

肝癌患者接受放疗后，对骨髓抑制的损伤也较为严重，所以要做好骨髓抑制反应的护理。

- 定期复查血常规，白细胞低于 $3 \times 10^9/L$，应报告医生，暂停放疗，对症处理。
- 白细胞低于 $1 \times 10^9/L$ 时，应采取保护性隔离，住单人病房，每日用紫外线照射 2 次，每次半小时。出入病房戴口罩、帽子，保持衣裤清洁。限制探视人员。

（四）健康教育

1. 休息

指导患者选择安静的环境休息，出现睡眠障碍及时干预。

2. 饮食

遵医嘱给患者进行饮食指导，保障患者营养需求，根据患者出量适当控制水的摄入量，保持水钠平衡。对特殊患者，由营养科介入给予营养支持、制定治疗饮食方案。注意患者放疗后出现的恶心、呕吐及食欲减退，给予对症治疗。培养患者良好饮食习惯，戒烟酒，忌浓茶、咖啡、刺激性饮食。

3. 保护皮肤，关注肝损害

保护照射野皮肤，告知患者着棉质宽松衣裤，冬日注意保暖，夏日注意勤更换，避免理化因素刺激。外出注意紫外线遮挡、戴帽。治疗前取配饰，做好皮肤护理。出现放射性肝损害，如食欲缺乏、厌油、无力、精神萎靡、肝区不适时给予对症处理，嘱患者注意休息，同时遵医嘱给予保肝治疗，定期复查肝功能。

4. 排泄

每天评估大小便情况，协助患者进行大小便功能训练，患者出现排泄异常及时干预。

5. 疼痛

遵医嘱给药，观察用药反应，缓解疼痛，做好安抚。

6. 用药指导

告知患者药物疗效及不良反应，患者出现用药不良反应及时干预。关注患者血常规，遵医嘱给药，观察用药反应。

7. 心理护理

及时了解患者心理动态，给予心理疏导，倾听患者诉求，加强沟通，通过病友会，介绍成功病例，助其树立战胜疾病信心。给予特殊患者心理介入。

（五）出院指导

1. 治疗结束后，应重点指导患者做好复诊相关注意事项，要求患者出院后每隔 1 ~ 2 个月定期检查一次血液，测定肝功能。1 个月后进行腹部 B 超和 CT 检查。

2. 平时需要更为注重保养与休息，培养规律且良好的生活习惯，保证充足的睡眠，充足的能量饮食。适当地活动和锻炼，如散步、打太极拳，到空气清新的公园或河边做呼吸操等。保持心情舒畅，积极配合治疗，按时复诊。

第二节　胃癌放疗护理

一、疾病概述

胃癌是源于胃壁最表层的黏膜上皮细胞的恶性肿瘤，可发生于胃的各个部位（胃窦幽门区最多、胃底贲门区次之、胃体部略少），可侵犯胃壁的不同深度和广度。男性发病率高于女性，男女发病率比例大约为2∶1，以老年患者居多。

二、胃癌临床表现

1. 早期

多数患者无明显症状，有时出现上腹部不适，进食后饱胀、恶心等非特异性的消化道症状。随着病情发展，患者出现上腹部疼痛加重，食欲下降、乏力、消瘦，体重减轻。贲门胃底癌可有胸骨后疼痛和进食梗阻感；幽门附近的胃癌生长到一定程度，可导致幽门部分或完全性梗阻而发生呕吐；肿瘤破溃或侵犯胃周血管后可有呕血、黑便等消化道出血症状，也有可能发生急性穿孔。

2. 晚期

可触及上腹部质硬、固定的肿块，出现远处转移时，可出现锁骨上淋巴结肿大、直肠前凹扪及肿块、贫血、腹水、黄疸、营养不良甚至恶病质等表现。

三、治疗手段

胃癌应采取以手术为主，放化疗为辅的综合治疗。未分化癌、低分化癌、管状腺癌、乳头状腺癌对放疗有一定敏感性。

四、胃癌放疗护理

（一）放疗前期的护理

1. 评估患者心理状况及社会支持情况，针对性地做好心理干预。向患者及家属介绍放疗的重要性以及放疗相关知识，放疗中产生的副作用及需要配合的事项。关注患者的情绪变化，给予心理疏导，以同理心帮助患者树立战胜疾病的信心。

2. 评估患者是否手术以及腹部手术切口情况，如有伤口，照射前妥善处理。

3. 观察患者是否存在上腹痛或不适、恶心、乏力、无胃口、消瘦以及黑便等症状。

4. 评估有无胃炎、胃溃疡和胃穿孔，肝炎。提前给予疾病干预，为后期放疗创造有利身体条件。

（二）放疗中期的护理

1. 贫血的护理

由于胃癌患者术后容易缺乏维生素 B_{12}，因此极易出现缺铁性贫血，临床表现包括疲劳、头晕等贫血症状。放疗期间嘱患者进食含铁丰富的食物，如瘦肉、肝、海带、豆类等食物。嘱患者卧床休息，遵医嘱口服铁剂，观察用药后的不良反应。加强患者照护，防止跌倒。

2. 病情观察

观察患者有无食欲下降、恶心、呕吐、呕血和上腹部疼痛等症状，遵医嘱给予解痉、护胃、止痛、止吐药物。注意排便情况，有无腹痛、腹泻、便血等情况。便血时应及时给予相应药物及处理，必要时手术止血。

3. 饮食护理

指导患者进食高蛋白、高维生素、低糖、易消化、无刺激性的食物，如鸡蛋羹、嫩豆腐、黑木耳等，少食多餐。注意监测患者血糖。

4. 梗阻的护理

放疗过程出现梗阻者，行胃肠减压。

5. 监测血常规

治疗中必须常规检测白细胞和血小板，发现白细胞降至 3×10^9/L，血小板降至 80×10^9/L 时必须暂停放疗。

6. 皮肤护理

注意胸腹部照射野皮肤保护，禁止在此区域贴心电电极片。术后患者切口换药要轻柔，避免摩擦导致皮肤破溃。

（三）放疗后期的护理

放疗后期的护理主要是并发症的观察和护理。

1. 放射性胃炎的护理

放射性胃炎是上腹部接受放疗后引起的严重并发症。由于放射线对胃壁黏膜和肌层的损伤，患者出现胃黏膜充血、水肿并伴有渗血的急性炎症的症状，可表现为吞咽困难、食欲减退、恶心、腹痛等，严重者出现黑便。护士应严密观察患者并发症情况，及时报告医生，给予对症处理。

2. 胃周围脏器的损伤

胃周围的肾、肝、脾等脏器易被放射线损伤，应密切观察患者的尿量及性质，监测血常规、肝功能、肾功能，观察有无脾脏损伤迹象，询问患者有无腹痛、腹泻等，做好记录，报告医生，及时给予对症处理。

（四）健康教育

1. 指导患者进食高蛋白、高纤维和稀软易消化清淡饮食，少进食过甜、过酸食物，忌生、冷、煎、炸等刺激性和易产气的食物，少食多餐。不能进食者给予静脉高营养。

2. 指导患者避免剧烈运动及重体力劳动，适当休息。

3. 指导复查时间，嘱患者保持身心愉快。出现不适症状时，及时复诊。按时到院复查肝肾功能。

4. 做好照射野皮肤护理。

第三节　结直肠癌放疗护理

一、疾病概述

结直肠癌，又称"大肠癌"，是指大肠上皮来源的癌症，包括结肠癌与直肠癌，以直肠癌最为常见，其次是结肠癌（乙状结肠、盲肠、升结肠、降结肠及横结肠）。病理类型以腺癌最为常见，极少数为鳞癌。在国内，现阶段结直肠癌的发病率、死亡率在恶性肿瘤中的排名分别为第2位和第5位，多数患者在确诊时已属于中晚期。

二、结直肠癌临床表现

早期结直肠癌患者没有明显症状，但是当疾病发展到一定程度时可能出现以下症状：排便习惯改变、大便特征改变（稀便、血便、黏液便等）；腹痛或腹部不适，触及腹部肿块；肠梗阻有关的症状如腹痛、腹胀、肛门无排气、排便；全身症状如贫血、消瘦、乏力、低热等。

三、治疗手段

首选手术治疗。以手术切除为主的多学科综合性治疗是现阶段治疗结直肠癌的重要原则，包括手术治疗、放疗、化疗、免疫治疗、传统中医药治疗等多种治疗方式。

四、结直肠癌放疗护理

（一）放疗前期的护理

1. 评估患者心理，尽可能为患者提供心理和生理上的帮助，减少手术带来的生理和心理的创伤。鼓励患者配合放疗。

2. 查看伤口是否愈合。因为放疗对伤口皮肤损伤较大，如果伤口没有愈合，很可能造成伤口迁延不愈或者是出现感染。放疗前给予换药，抗感染治疗，伤口愈合后才能实施放疗。

3. 加强营养，多吃含蛋白高、维生素丰富的食物，增强机体免疫力。

4. 如患者有结肠造口，按照造口护理规范提供护理，保持大便通畅。

5. 积极开展放疗前检查，评估机体耐受能力。

（二）放疗中期的护理

1. 放射性皮炎

初期可见肛周皮肤发红发痒，类似日晒性皮炎改变；随着照射次数的增加，出现皮肤色素沉着，变厚粗糙、毛孔粗黑。放射中后期，在皮肤皱褶如腹股沟区可出现湿性蜕皮，局部皮肤浮肿，严重时出现水疱继而破溃、糜烂，甚至溃疡。

护理措施：在照射前要告知患者保护照射野皮肤的重要性，穿着参照前章节。照射后给予烧伤膏、赛肤润等保护剂涂擦，预防放射性皮炎的发生。如后期出现皮肤破溃、感染，及时给予乳酸依沙吖啶湿敷、氧化锌软膏等涂擦，促进伤口湿性愈合。

2. 放射性肠炎

在放射中后期，患者可感到腹部不适、腹痛，大便次数增多、腹泻、黏液血便，进食或饮水后加重，里急后重，严重时可出现腹胀、肠梗阻。这是由于肠道在放射线损伤下，出现黏膜充血、水肿所致。应严密观察患者并发症，及时报告医生给予对症处理，也可给予腹部中药封包调节胃肠道治疗。

3. 放射性直肠炎

患者感觉肛周皮肤变硬，弹性消失，肛周痒痛、皮肤破溃，这是由于放疗导致的直肠局部炎症，称为放射性直肠炎。可以给予利湿敛疮的中药熏蒸和坐浴。

4. 消化道反应

在放疗中后期，患者可发生食欲减退、恶心、呕吐。以对症处理为主，可以给予中药汤剂调理胃肠功能。

5. 泌尿道反应

表现为膀胱炎，可能出现尿急、尿频、尿痛、尿路感染等症状。遵医嘱给予治疗泌尿系感染的药物，观察小便次数、量、颜色及性状，如实做好记录，给医生提供用药帮助。

（三）放疗后期的护理

骨髓抑制多发生在放疗后期。骨髓抑制指血液中的一些细胞活性下降，包括红细胞、白细胞、血小板等，都可能会因为放疗而死亡，导致其在血中数量减少。表现为全身乏力，血液学检查发现白细胞总数下降。遵医嘱给患者采血，监测血常规。严格执行医嘱，给患者升白药物、升血小板药物。中医汤药辅助治疗。患者出现疲乏无力时，给予患者生活照护，预防跌倒。

（四）健康教育

1. 指导患者制定合理的食谱。饮食上注意增加新鲜水果和蔬菜的摄入，避免高脂肪、辛辣、刺激、产气、难消化的食物摄入，避免熬夜，戒烟戒酒，不饮浓茶和咖啡，养成良好的饮食习惯。

2. 告知适当运动锻炼的重要性。

3. 教会患者肠造口的护理。造口排便困难、出现造口脱垂或回缩、造口周围膨出（造口旁疝）应及时到院就诊。

4. 嘱患者按时复查，如发现有便血、不明原因的食欲下降及消瘦，应及时到医院就诊。

五、结直肠癌放疗急症：肠穿孔

（一）什么是肠穿孔？

肠穿孔是指肠管病变穿透肠管壁导致肠内容物溢出至腹膜腔的过程，可引起严重的弥漫性腹膜炎，主要表现为剧烈腹痛、腹胀、腹膜炎等症状，严重的可导致休克和死亡。

（二）肠穿孔急救护理措施有哪些？

1. 体位

取平卧位或半卧位，伴有休克者取休克体位，生命体征平稳后改为半卧位，以利于漏出的肠内容物聚于盆腔最低位，减少毒素的吸收，同时也可减轻腹壁张力和疼痛。

2. 胃肠减压

肠穿孔患者暂禁食，给予留置胃管，保持引流通畅和有效负压，减少消化道内容物继续流入腹腔、改善胃肠壁血运、减轻胃肠组织水肿。注意观察和记录引流液的颜色、性状和量。

3. 静脉补液

迅速建立静脉通路，根据血清电解质检测结果，遵医嘱合理给予补液治疗，维持水、电解质和酸碱平衡。必要时遵医嘱输血或其他血制品，以纠正营养不良、贫血和低蛋白血症。

4. 控制感染

遵医嘱合理使用抗生素以预防和控制感染。

5. 病情观察

遵医嘱给予心电监测及氧气吸入，严密观察患者的脉搏、血压、尿量、中心静脉压、周围循环情况及腹部情况，如有无腹膜刺激征、肠鸣音等的变化。若病情不见好转反而加重者，应及时报告医生，并配合做好急诊手术的术前准备。

6. 术前准备

有手术指征及已经决定做手术者，遵医嘱做好备皮、备血、留置尿管等术前准备。

7. 心理护理

了解患者的认知水平以及心理状态和情绪反应等，关心患者，告知患者相关治疗知识及手术治疗的必要性，解答患者的各种疑问，使患者能积极配合疾病的治疗和护理。

第 *4* 章　妇科肿瘤放疗护理

第一节　女性生殖系统肿瘤放疗常见问题

一、疾病概述

女性生殖系统恶性肿瘤涵盖了子宫颈癌、子宫内膜癌、卵巢恶性肿瘤、外阴恶性肿瘤、阴道癌、输卵管恶性肿瘤和妊娠滋养细胞肿瘤共 7 种肿瘤。目前临床上既要考虑手术的根治性以减少并发症，又要考虑保留女性的生育功能，强调高度个体化原则，兼顾疾病治愈和保证生活质量。在护理方面应从身、心两方面对患者实行整体护理和康复支持。

二、女性生殖系统肿瘤放疗的并发症

放疗是一种利用辐射照射肿瘤以杀死或破坏肿瘤细胞的方法。一般来说，针对女性生殖系统肿瘤可以采取的放疗方法可进一步划分为腔内治疗和腔外治疗两类。一般子宫颈、子宫均能耐受放射线剂量，很少发生严重的并发症。进行子宫颈或子宫腔内治疗时最容易引起直肠、小肠和膀胱的并发症，可分为近期和远期并发症。体外照射由于辐射使皮肤变薄、萎缩、软组织纤维化，导致毛细血管扩张、皮肤充血、发红等湿润反应，

随之而来的是皮肤干燥、瘙痒难忍或烧灼感。放疗反应属于放疗中不可避免的，但要避免造成放射性损伤。

第二节　子宫颈癌放疗护理

一、疾病概述

子宫颈癌（cervical cancer），简称宫颈癌，是女性生殖道三大恶性肿瘤之一。全国很多地区积极开展了宫颈癌的普查普治，虽然患病率出现了一定幅度的下降，但是从整体层面上看，宫颈癌患病率依旧在所有妇科恶性肿瘤之中居首位。从宫颈上皮内瘤变发展到浸润癌其实是一个缓慢的过程，可以通过对癌前病变的检查和处理得以有效控制。因此应加强高危人群的定期普查，以早诊断早治疗。

二、子宫颈癌临床表现

1. 阴道流血

常为接触性出血，多见于性生活或妇科检查后。早期流血量一般较少，晚期病灶较大，可表现为出血量多，甚至大出血。年轻患者表现为经期延长、周期缩短、经量增多等。绝经后妇女表现为绝经后流血。

2. 阴道排液

阴道排液呈白色或血性，稀薄似水样，也可为黏液样，有腥臭。晚期伴继发感染，呈脓性伴恶臭。

3. 晚期症状

患者会出现骨盆癌痛、肠道和膀胱压迫症状。当有肺、肝、骨转移时可出现咳嗽、咯血、胸痛、局部疼痛等症状。患者出现消瘦、贫血、发热、全身衰竭等。

三、治疗手段

一般来说，针对子宫颈癌所采取的治疗手段主要为手术治疗和放疗，还会辅之以化疗以及免疫治疗。放疗适用于晚期患者或一般身体健康情况差，无法手术的患者，包括近距离放疗及体外照射。

四、子宫颈癌放疗护理

（一）放疗前期的护理

1. 体外照射护理

- 心理准备：子宫颈癌患者均为女性，正确评估其心理状态及情绪变化，关注家庭给予的支持和帮助。向患者讲解放疗在宫颈癌治疗中的作用，所期望达到的目的以及可能出现的并发症，正确应对放疗后可能出现的并发症，使患者对自己的放疗计划有一个完整的概念，对治疗树立信心及做好各种配合。

- 放疗前应测定白细胞、血小板和生命体征，做好各种检查，对贫血患者应纠正贫血。

- 放疗制模定位。

- 照射野皮肤护理：放疗前进行会阴部皮肤准备，保持照射野皮肤清洁干燥，避免机械性刺激，以免损伤皮肤。嘱患者穿柔软、宽松、吸湿性强的内衣。

2. 后装治疗护理

- 心理支持：后装治疗需把放射源送入患者体内，会带来一些不适，加剧了患者的恐惧心理，因此治疗前应向患者详细讲解后装治疗的目的、治疗特点和方法，告诉患者治疗过程中将会出现的不良反应，使患者有充分的思想准备，消除顾虑，配合治疗。

- 阴道冲洗护理：让患者了解阴道冲洗是放疗极为重要的辅助手段，使用生理盐水、1 ∶ 1000 呋喃西林溶液或 1 ∶ 5000 高锰酸钾溶液，及时正确地冲洗患者阴道，不仅能清除脱落的坏死组织和细胞，还能保持阴道清洁，促进局部血液循环和组织营养的改善，减少感染的迁移，促进上皮细胞的愈合，避免阴道粘连和盆腔腹膜炎，提高放疗的敏感性。在护理过程中，冲洗液的浓度和温度应适宜，一般温度为38 ~ 41℃。冲洗压力合适，动作轻柔，无菌操作，防止交叉感染；对于分泌物多或气味重等分泌物异常的患者，可以每天冲洗 2 次；对于耻骨外出血、糜烂或阴道狭窄的患者，可以使用 14 号灌肠管或小窥器以减轻疼痛。全程密切关注阴道分泌物和出血情况，观察患者体温变化，发现阴道出血或感染情况及时向主治医师报告，进行相应的止血或抗感染治疗。

- 治疗前保持肠道和膀胱空虚，减少直肠、膀胱反应。
- 治疗前做好外阴备皮，剃净阴毛。
- 放疗前监测患者血常规，是否存在放疗禁忌证。

（二）放疗中期的护理

1. 放疗过程中，推患者到治疗室，摆好患者体位，协助医生放置施源器并固定施源器位置，记录纱布或棉球数量。治疗中密切观察患者的情况，如有异常立即停机处理。观察有无阴道出血及腹痛等情况。治疗结束后，取出施源器和纱布条并清点，以防纱布留置在阴道内，检查阴道有无流血，有活动性出血应及时填塞纱布，第 2 日冲洗时取出。后装治疗后注意排尿情况。

2. 嘱患者保持照射野画线清晰。

3. 照射野皮肤护理。照射野皮肤可出现红肿、干燥、脱皮、溃烂等，禁用碘酒、酒精等刺激性消毒剂；不要搔抓局部皮肤，涂擦鱼肝油软膏或氢化可的松软膏；保持外阴部位与腹股沟部位的清洁卫生与干燥。

（三）放疗后期的护理

1. 全身反应护理

一般放疗后 2 ~ 3 周，可能出现疲乏、头晕、头痛、食欲不振、恶心甚至呕吐，及时给予对症处理，合理休息、饮食，适度活动。

2. 直肠反应护理

多发生在放疗开始后 2 周，主要表现为里急后重、腹泻、黏液便、解便疼痛甚至便血。嘱患者进食高蛋白、高维生素、易消化的食物，减少纤维的摄入，如韭菜、蒜苗、芥菜等。适时进行心理疏导，减少不必要的顾虑，遵医嘱给予药物对症处理。

3. 膀胱反应护理

表现为尿频、尿急，少数可能有血尿。遵医嘱给予抗感染、止血对症治疗。

4. 骨髓抑制护理

放疗可不同程度抑制骨髓功能，主要表现为白细胞减少和中性粒细胞减少。在放疗期间，密切观察患者的体温和呼吸道症状，并根据医生的建议定期进行血常规检查。当白细胞 < 1.0×10^9/ L 时，必须采取保护性隔离措施，减少或拒绝探视，减少外源性感染。入住单间，定期进行空气消毒。协助患者做好个人卫生，及时更换患者衣物和床单，避免二次感染。

（四）健康教育

子宫颈癌康复期最常见的问题主要有心理问题、营养问题、性功能恢复问题等，针对以上问题实施有效的健康教育。

1. 心理疏导

多与患者交流、倾听患者的心声，让其不良情绪得到发泄，引导和鼓励患者加强自我疏导与自我调节，培育其积极向上的心态与信心。

2. 饮食指导

多吃水果、蔬菜，多喝牛乳、酸奶和蛋汤、鱼汤、肉汤，如清炖甲鱼汤很适合放疗患者，有滋阴补血和刺激骨髓造血的作用。

3. 治疗后性功能恢复护理指导

有回顾性研究显示，子宫颈癌放疗后性功能障碍发生率为44% ~ 79%，因此主动告知患者这方面的知识，提供心理帮助，使患者有心理准备，减少畏惧，提高其生活质量。

4. 复查指导

定期复查，有异常情况立即复查。

第三节　子宫内膜癌放疗护理

一、疾病概述

子宫内膜癌是子宫内膜上皮的恶性肿瘤，是女性生殖器系统之中的三大常见恶性肿瘤之一，在我国，子宫内膜癌的发生率居妇科肿瘤第 2 位。80% 以上发生在 50 岁以上的女性，占女性生殖道恶性肿瘤的20% ~ 30%。子宫内膜癌有两种临床亚型：Ⅰ型，子宫内膜样腺癌，雌激素依赖；Ⅱ型，非子宫内膜样腺癌，非雌激素依赖。治疗原则：以手术为主，有高危因素患者术后应辅助放疗、化疗及激素治疗。

二、子宫内膜癌临床表现

1. 阴道流血

阴道流血是子宫内膜癌最常见、最重要的症状，90% 以上患者有异常阴道流血，最常见的为绝经后阴道流血，部分围绝经期或者无排卵经前期妇女可出现月经期间流血或者突发阴道大量流血。

2. 阴道排液

阴道排液是子宫内膜癌的常见症状，阴道排液呈浆液性或血水样。若合并宫腔积脓，则阴道排液呈脓性或血脓性，伴臭味。

3. 疼痛

晚期肿瘤浸润周围组织或压迫神经引起下腹及腰骶部酸痛，并可向下肢呈放射性疼痛。约 10% 患者诉有下腹阵发性疼痛，当宫腔内有积血或积液时刺激子宫收缩，表现为下腹胀痛。

4. 其他症状

晚期患者可出现贫血、消瘦、恶病质。发生转移者则有相应部位的症状。

三、治疗手段

　　子宫内膜癌放疗是仅次于手术治疗的重要手段，可单独治疗，也可以配合手术治疗。腺癌对放疗的敏感性较低，因此，仅使用放疗效果不佳。但是，对于无法接受手术或禁忌手术的老年患者或患有严重疾病的患者来说，放疗依旧不失为一种有效的治疗方法。放疗包括腔内照射和外照射。目前，腔内照射常用 ^{137}Cs 和 ^{60}Co。体外照射采用 ^{60}Co 线性加速器等。国内报道，腹膜内放疗常与子宫填塞配合使用，术前填塞并发症发生率低于 1%。外部放疗可以根据原发部位和浸润范围进行单独和特异性治疗。如果子宫旁或盆腔淋巴结有转移，术前放疗可用于宫颈癌治疗。

四、子宫内膜癌放疗护理

（一）放疗前期的护理

1. 心理护理

　　子宫内膜癌患者普遍存在不同程度的紧张、焦虑、恐惧、抑郁等心理反应，良好的心理教育在治疗中起着重要作用。

- 应了解患者的心理，有针对性地进行心理疏导，用通俗易懂的语言鼓励和安慰患者，以减轻她们的恐惧，从而获得患者的信任，树立患者战胜疾病的信心。
- 向患者介绍治疗的成功案例，消除不良因素的干扰，使患者积极配合治疗和护理。耐心讲解放疗方法及相关知识和注意事项，使患者在治疗前做好准备，在良好的心理状态下积极配合治疗。
- 建立健全良好的家庭支持体系，做好家属工作，可以通过强化家人支持，提升患者与家属对于治疗的配合度。

2. 饮食护理

　　对于恶心、呕吐、食欲不振、厌食的患者，尽量指导其不吃油腻、煎炸食物，可以少量多餐，吃易消化、营养丰富的食物。

（二）放疗中期的护理

1. 营养和饮食护理

腹部照射最容易导致肠道不同程度的损伤。部分患者会出现腹痛、腹泻和腹胀。饮食宜富含蛋白质、维生素，少残渣、少纤维饮食。避免食用易产生气体的食物如糖、豆类和碳酸饮料，避免辛辣刺激性食物。严重腹泻患者应暂停放疗，观察患者脱水和电解质失衡的迹象，通过食用水果、饮料、肉汤或静脉输液并补充钾，保持水和电解质平衡。

2. 照射野皮肤护理

照射野皮肤可能出现发红、干燥、脱皮、溃疡等。在放疗前，解释保护照射野皮肤以防止皮肤反应的重要性。要穿棉质、柔软、宽大、透气的内衣，避免粗糙衣物摩擦皮肤；用温水和柔软的毛巾轻轻擦洗照射野皮肤。不要使用肥皂、沐浴露，不进行热水浴；禁止使用碘、酒精等刺激性消毒剂；不要划伤局部皮肤，脱皮后不要用手撕，防止感染及对皮肤造成损伤；保持外阴和腹股沟清洁干燥。

3. 阴道冲洗护理

- 阴道冲洗是子宫内膜癌患者放疗后必不可少的护理措施。其目的是清除坏死脱落的组织，减少感染，改善组织的营养状况，减少照射场中乏氧细胞的含量，以利于炎症的吸收和消退；在放疗后清除坏死组织，提高放疗敏感性，预防盆腔腹膜炎，避免阴道粘连。

- 阴道冲洗方法：一般每天用 1 ∶ 1000 高锰酸钾溶液冲洗 1 次，分泌物多、气味重的患者每天冲洗 2 次。也可以用中药汤剂冲洗。冲洗液的温度要合适，冲洗时动作轻柔，冲洗压力不要太高，防止交叉感染。

4. 腔内放疗护理

- 腔内放疗前的护理：①治疗当日嘱患者排空直肠；治疗前 30 分钟嘱患者排尿，保持膀胱空虚；指导患者更换衣裤；协助年老体弱患者上下治疗床，防止坠床，保证安全。②给患者行阴道冲洗前做好解释工作，注意保护患者隐私，消除患者顾虑及紧张心理，取得患者的配合，使治疗过程顺利进行。③协助患者取截石位，打开无菌包，常规消毒外阴。

- 腔内放疗中的护理：①推患者到治疗室，协助医生置放施源器并固定施源器位置，记录纱布或棉球数量。②与物理师及医生核对患者姓名、病案号、所治通道号、治疗长度、照射时间等。③治疗中密切观察患者反应，如有异常立即停机处理。

- 腔内放疗后的护理：①治疗完毕后，取出固定施源器的纱布和棉球并认真核对数目，取出施源器。②观察有无阴道出血及腹痛等情况，如有异常及时与医生联系。③治疗结束后休息观察 15 分钟，无不适后离开治疗室。

（三）放疗后期的护理

1. 放射性肠炎护理

放射性肠炎的护理：随着放疗剂量增加，部分患者出现肠道反应，表现为腹痛、大便次数增多、血便或黏液便及里急后重、肛门下坠。轻度一般不需处理，中、重度应给予止血、止泻、抗感染治疗及静脉补液支持治疗。

告知患者注意进食新鲜、易消化的食物，及时补充维生素及足够液体，保证充足的营养及水分；禁辛辣、粗纤维食物，以减少对肠道的刺激。肛门会阴部热敷可减轻症状，忌用碱性强的肥皂清洗。药物保留灌肠是治疗放射性肠炎的重要手段之一，其可使药物与病变部位直接接触，增加药物的生物利用度，发挥效力。灌肠液温度控制在 38 ~ 42℃。药物保留灌肠可改善肠道内的血液循环，促进炎症消散，降低痛觉神经的兴奋性，提高肠道抵抗力及修复能力。

2. 放射性膀胱炎护理

放射性膀胱炎是对子宫内膜癌实施放疗后常见的泌尿系统损伤。放疗期间患者常出现膀胱刺激症状如尿频、尿急、尿痛、排尿困难甚至血尿等。

在盆腔放疗前医护工作者需交代患者排空小便。嘱患者每天的饮水量达2000 ~ 3000ml，降低尿液酸碱度，减轻膀胱刺激反应，及时做好止血及对症治疗，对严重患者还需遵医嘱使用抗生素。

（四）健康教育

1. 饮食护理

患者宜进食高蛋白、高维生素、高热量、无刺激、易消化食物，避免进食纤维素多和对肠道有刺激的食物。忌喝咖啡、浓茶等刺激胃肠道的饮品。告知患者饮水的重要性，嘱其多饮水，以减少尿路感染。腹泻严重者需禁食，采用静脉高营养疗法。

2. 生活护理

坚持每天用高锰酸钾冲洗液冲洗阴道一次，直至放疗后半年以上；半年后可改为每周冲洗 1 ~ 2 次，坚持 2 年，以减少感染，促进上皮愈合。保持精神愉快，保证睡眠充足。

3. 复查指导

定期复查，有异常情况立即复查。

第 5 章　泌尿系统肿瘤放疗护理

第一节　泌尿系统肿瘤放疗常见问题及护理

一、疾病概述

泌尿系统肿瘤是发生于泌尿系统任意部位的肿瘤,包括肾、输尿管、膀胱、尿道肿瘤。泌尿生殖系统肿瘤占全身肿瘤的4.6%,其中,癌约占全身癌的9%,以膀胱癌最常见。关于泌尿系统肿瘤的治疗,主要通过手术方式将肿瘤进行广泛切除,再通过放疗完全消除肿瘤原发灶和转移病灶,提高治疗效果。放疗过程中,急性放射性膀胱炎和结肠炎是泌尿系统肿瘤放疗最常见的并发症,严重影响患者治疗进程和生活质量。

二、泌尿系统肿瘤放疗的并发症

放疗常见的并发症有骨髓抑制、胃肠道反应、放射性皮炎等,泌尿系统肿瘤放疗除以上并发症外,还常有急性放射膀胱炎和结肠炎。

(一)急性放射性膀胱炎

膀胱黏膜被照射后局部呈炎性反应,从而使膀胱敏感性增高,顺应性降低,抵抗力下降。感染和管道等物理刺激可加重症状,主要表现为膀胱刺激征，甚至膀胱出血。

护理要点：减少对膀胱有刺激的操作，如不过度牵拉管道，膀胱冲洗时注意匀速冲洗，冲洗液温度以 20 ~ 30℃为宜；膀胱痉挛症发生时及时解痉、镇痛控制症状。指导患者养成多饮水、勤排尿的习惯。

（二）结肠炎

结肠黏膜被照射后局部呈炎性反应，盆腔接受照射时结肠最易受损伤。术中应做好保护措施，术后做好饮食护理，可避免损伤加重，减轻临床症状。

护理要点：术后 6 小时进流质，胃肠功能恢复后再开始进半流质，并渐改为软食。指导患者半年内进少渣、少刺激性、易消化软食，少食油炸、坚硬的食物，注意饮食卫生，避免肠道感染。保持大便通畅，大便干燥时给予口服液体石蜡等缓泻剂，忌用强泻剂。密切注意有无腹痛、腹泻、便血等症状。一般来说，进行外放疗时出现腹痛、大便带血，通过控制饮食、消炎、暂停放疗、药物保留灌肠等处理可逐步好转。

第二节　肾癌放疗护理

一、疾病概述

肾癌是起源于肾实质泌尿小管上皮系统的恶性肿瘤，又称肾细胞癌，是最常见的肾实质恶性肿瘤，占原发性肾恶性肿瘤的 85% 左右。发病男性 > 女性，比例约为 2 ：1，好发于 50 ~ 70 岁。组织病理主要为透明细胞，亦可见颗粒细胞和梭形细胞。

二、肾癌临床表现

早期肾癌多无症状，常见症状有间歇无痛性肉眼血尿。

晚期临床表现主要有肾癌三联征：血尿、腰痛和肿块；副瘤综合征：发热、高血压、红细胞沉降率增快、高钙血症、高血糖等；转移症状：病理性骨折、咳嗽、咯血、神经麻痹。

三、治疗手段

综合肾癌临床分期、患者耐受能力等制定治疗方案，目前主要的治疗手段有手术治疗、化疗、肾动脉栓塞术、放疗、免疫治疗、分子靶向治疗等。

一般来说，对未能手术切除干净的Ⅲ期肾癌可以选择术中或术后放疗。近年来出现的立体定位放疗对复发或转移病灶起到较好的作用。

四、肾癌放疗护理

（一）放疗前期的护理

1. 心理护理

经历手术后再放疗或是放疗后再手术，都会导致患者对自身疾病的预后存有疑虑，可能会出现极度猜疑，过度紧张、焦虑等不良情绪。消除患者的紧张情绪十分重要，嘱家属增加陪伴和劝解，减轻患者心理压力等。

2. 皮肤保护

治疗前做好评估，与医生、放疗师做好沟通，了解照射部位，做好照射部位的标记，密切配合，保证放疗能顺利进行。

3. 导管护理

对于术后留置导管的患者，做好导管的护理，固定稳妥，防止放疗过程中因体位变化导致的意外脱管。

4. 立体定向体部放疗护理

对于行立体定向体部放疗（SBRT）的患者，放疗前了解患者的碘过敏史。

5. 疼痛护理

对于肾癌转移性骨痛的患者，做好疼痛的护理。做好阶梯镇痛药物的使用，观察不良反应。

（二）放疗中期的护理

1. 病情观察

放疗过程中要做好病情的观察与监护。SBRT 后嘱患者起身不要过快过猛，防止直立性低血压；保留静脉通路，留心观察 30 ~ 60 分钟，防止迟发性变态反应的发生。

2. 饮食饮水

关注患者营养指标变化，指导患者进食清淡、易消化饮食。了解肝肾功能及血常规的变化。根据患者排泄情况适当限制水、钠的摄入量，减轻放射性肾炎症状。

3. 皮肤护理

保护照射野皮肤，选择棉质衣物，保持照射野皮肤清洁干燥，避免搔抓，禁用刺激性清洗用物。护士交接班时查看患者背部皮肤，发现异常时及时按照放射性皮炎方案给予处理。

（三）放疗后期的护理

1. 病情监测

放疗后要严密观察患者病情变化，警惕放射性肾炎的发生。放射性肾炎主要表现为高血压、贫血、蛋白尿、氮质血症等。做好血压监测，观察患者是否有贫血症状，行肝、肾功能检查。

2. 疼痛护理

临床中常有局部放疗后疼痛反而加剧的情况。这是由于放疗导致组织充血、水肿造成，以后会逐渐缓解。应向患者解释清楚，做好疼痛的动态评估和药物止痛的护理。

（四）健康教育

1. 饮食与活动

肾癌患者放疗期间应注意均衡饮食，遵循少食多餐的原则，多吃易消化的食物，多吃高蛋白、高纤维的食物，宜选择滋阴养肾、补血生津之品，比如生梨汁、鲜果汁、芦根汤、西瓜、芋芹汁、赤豆汤、绿豆汤、百合以及各种蔬菜。如果出现气血不足的现象，则可以补充高蛋白食物，比如奶类、瘦肉、动物肝脏、牛肉等补气养血的食品，有计划饮水。适当进行体育锻炼，增强体质，劳逸结合。

2. 自我观察

观察放疗后的不良反应，如有不适及时就诊。

3. 复查指导

出院后遵医嘱按时复查。定期随访。

4. 做好自我防护

放疗后，抵抗力下降，避免到空气污浊及人员密集的地方。

第三节 膀胱癌放疗护理

一、疾病概述

膀胱癌是发生于膀胱的恶性肿瘤，是泌尿系统中最常见的肿瘤。世界范围内，膀胱癌发病率居恶性肿瘤的第9位。40岁以后发病率逐渐增加，60 ~ 70岁达到高峰，男女发病比例为（3 ~ 4）：1。膀胱癌包括尿路上皮细胞癌、鳞状细胞癌和腺癌。其中尿路上皮细胞癌最常见。

二、膀胱癌临床表现

血尿是膀胱癌最早、最常见的症状，80% ~ 90%的患者以间歇性、无痛性全程肉眼血尿为首发症状。部分患者以膀胱刺激征（尿频、尿急、尿痛）为首发症状。其他症状包括腰部疼痛、尿潴留、转移性骨痛、盆腔包块等。

三、治疗手段

根据膀胱癌临床分期，结合患者情况，制定个体化治疗方案。主要治疗手段有手术治疗、化疗、放疗、免疫和靶向治疗等。

放疗是局限于盆腔的肌层浸润性膀胱癌的治疗手段之一，也是不能耐受根治性手术或因局部肿瘤无法手术病例的合理选择。膀胱癌放疗方式主要有局部放疗和全膀胱放疗。

四、膀胱癌放疗护理

（一）放疗前期的护理

1. 心理护理

评估患者心理状况，理解患者对疾病的担忧、恐惧等心理。放疗前患者可能存在对放疗效果的怀疑、对放疗副作用以及治疗费用的担忧等，因此，需要向患者及其家属介绍放疗相关知识及配合的事项，帮助患者及家属正确面对疾病，缓解其焦虑情绪。

2. 评估患者身体及营养状况

准确监测体重变化，给予高热量、高蛋白、高维生素饮食。纠正贫血、脱水及水、电解质紊乱。监测血常规、肝肾功能等，必要时在放疗前给予升白细胞治疗。

3. 预防感染

做好基础护理，严格无菌操作，预防导管相关感染。

4. 宣教重点

告知患者放疗实施过程的配合注意事项，如体位的配合，让患者明白为保证放疗的效果，减少并发症的发生，术中必须按照固定好的位置保持体位，保持镇静。如留有管道者，注意管道的固定，预防管道的脱出。

（二）放疗中期的护理

1. 病情观察

患者放疗中常出现下腹部膀胱区疼痛、血尿、感染、头昏、食欲不振等症状，应及时对症处理。报告医生病情，注意调整治疗方法及用药剂量，尽量保护不必照射的部位，同时给予镇静剂、维生素 B 类药物。

2. 饮食及饮水

饮食以易消化、清淡、富含蛋白质为主，避免辛辣、刺激性大的食物。忌食霉变、腌制的食物。适当进食富含维生素的水果和蔬菜，补充维生素 C、水分、蛋白质等。增加营养以增强机体抵抗力。每日饮水不少于2000ml，保证每天有足够的尿量。晚上休息前要饮水约 500ml，避免夜间尿液浓缩。饮水能促使体内的毒素及时排出。

3. 指导患者学会观察尿液

观察尿液是否混浊、有絮状物形成以及血尿等。尿液出现混浊提示发生膀胱炎或尿路感染，应做尿常规、尿培养检查，给予抗菌药物及修复黏膜组织的药物对症处理。血尿时根据出血量、颜色、性状给予对症处理，必要时暂停放疗。

（三）放疗后期的护理

1. 病情观察

放疗后患者可能出现不同程度的尿频、尿急、尿痛等膀胱刺激症状及血尿。

2. 加强监护

加强对患者生命体征、肝肾功能及血常规的监测。准确记录尿量，如尿量少，应及时排除导管障碍可能，并报告医生。观察引流液颜色、性状、量。

3. 饮食护理

放疗后，关注患者营养指标变化，指导患者进食清淡、易消化饮食，减少对胃肠道的刺激，必要时辅以肠外营养，监测肝功能变化。

4. 观察放疗反应

观察患者局部及全身反应消退情况。

（四）健康教育

1. 饮食与活动

饮食注意清淡、易消化，不进食辛辣刺激食物；有计划饮水，勤排尿，不憋尿，达到膀胱内冲洗目的。适当进行体育锻炼，以有氧运动为主，如散步等。

2. 自我观察

观察放疗后的不良反应，如有不能缓解的腰痛、血尿、腹痛等意外情况应及时就诊。

3. 复查指导

膀胱癌易复发，患者应遵医嘱定期到医院复查。复查项目：膀胱镜检查以了解膀胱情况，指导进一步治疗；定期复查血常规和肝、肾功能等。带管出院患者遵医嘱按时返院取出管道。

第四节 前列腺癌放疗护理

一、疾病概述

前列腺癌是发生于前列腺上皮的恶性肿瘤。在世界范围内，前列腺癌发病率在男性所有恶性肿瘤中居第2位。前列腺癌发病率与年龄密切相关，50岁以上发病率呈指数级增加。约98%的前列腺癌为腺癌，其他包括移行细胞癌、神经内分泌癌和肉瘤。

二、前列腺癌临床表现

早期前列腺癌患者没有明显症状，大多是通过定期体检或血清PSA筛查发现的。进展期前列腺癌随着肿瘤阻塞尿道和压迫膀胱颈而出现尿道刺激症状，以及急性尿潴留、血尿、尿失禁等；如发生骨转移，还可出现骨痛、脊髓压迫症状、病理性骨折等。晚期前列腺癌常有贫血、衰弱、下肢水肿、排尿困难等症状。

三、治疗手段

根据患者前列腺癌临床分期、病理分级，结合患者年龄等自身情况，制定不同的治疗方案。主要的治疗方式有手术治疗、化疗、放疗等。其中放疗已成为一种可治愈局限性前列腺癌的方法。放疗具有疗效确切、适应证广和并发症少等优点，适用于各期前列腺癌的治疗。早期患者通过放疗，病情局部控制率和10年生存率与前列腺癌根治手术相似。近年来，随着三维适形放疗技术、调强放疗技术的发展，使得局部肿瘤照射剂量进一步降低，精准率进一步提高，同时显著降低胃肠道、泌尿系统毒性风险，因而放疗成为目前推荐的治疗手段。

四、前列腺癌放疗护理

（一）放疗前期的护理

1. 心理护理

评估患者心理状况，理解患者对疾病的担忧、恐惧等心理。

前列腺癌患者心理压力很大，易产生焦虑、抑郁等情绪，因此，应根据患者的年龄、性格、习惯、知识层次及社会环境，分析患者的心理状态，多与患者交谈，建立良好的护患关系，鼓励患者说出自身的心理感受，耐心倾听，帮助解答。促进同病患者之间的交流，开展卫生小讲座，使患者对自身疾病有正确的认识。解除其思想顾虑，增加其信心，提高患者心理承受能力。

2. 评估患者身体及营养状况

给予高热量、高蛋白、高维生素饮食。纠正贫血、脱水及水、电解质紊乱。监测血常规、肝肾功能等。

3. 评估患者手术相关状况

是否手术，手术后排尿习惯是否养成。鼓励多饮水，防止尿液浓缩引起尿路感染。

（二）放疗中期的护理

1. 消化道反应

随着放疗频次的增加，患者易出现口干、食欲减退、恶心、呕吐、腹痛或腹泻等，但几天后大多可逐渐缓解。应做好患者的宣教工作，减轻患者的思想包袱，积极配合治疗。如症状不缓解，持续加重，应积极给予对症处理。可以指导患者咀嚼口香糖、含话梅、饮果汁等调节食欲；可以中医汤剂调节胃肠道。

2. 免疫功能下降和身体虚弱

白细胞是人体自身免疫系统的重要功能细胞，放疗对白细胞的杀伤直接导致人体免疫功能受损，抗感染能力下降；可以用中医方法进行全面调理，也可以根据医嘱给予升白细胞治疗。

3. 皮肤、黏膜损害

如皮肤干燥、红斑，口腔溃疡，色素沉着，脱发及指甲变形等，按照放射性皮炎的处理方法进行护理。

（三）放疗后期的护理

1. 病情观察

加强对患者生命体征的监测。观察下尿路症状：是否出现血尿、排尿困难加重，以及尿频、尿急、尿痛等膀胱刺激症状。

2. 骨髓抑制

最初多表现为白细胞下降，其中尤以粒细胞更为明显。随着剂量的增加，血小板和红细胞也会受到影响，有的甚至可发生再生障碍性贫血，因而在进行放疗和化疗过程中要定期检查血常规。当白细胞降低至$(2 \sim 3) \times 10^9$/L，血小板降至$(50 \sim 80) \times 10^9$/L 时，应暂时中止治疗。一般在进行化疗或放疗时应同时应用一些促进白细胞和血小板生成的中、西药，如服用中药灵芝或打升白针。

3. 饮食指导

饮食应清淡、低脂，多吃谷物、坚果和蔬菜，避免辛辣，戒烟戒酒。饮酒可使前列腺和膀胱颈充血，诱发尿潴留，患者需要绝对戒酒。配合中药调理，巩固基础，提高人体免疫力。控制疾病进展，缓解身体虚弱和神经萎缩，减少疼痛和感染并发症，改善食欲和睡眠，延长生命，增加康复希望。

（四）健康教育

1. 生活指导

生活规律、起居有时，每餐定量，对前列腺具有保护作用。要多饮水多排尿。通过尿液经常冲洗尿道帮助前列腺分泌物排出，预防感染。接受过前列腺癌放疗后不能过度憋尿，因为憋尿会导致前列腺包膜张力的增高，长此以往会加重前列腺增生。

2. 加强运动

术后适当的体育锻炼可改善血液循环，促进前列腺液分泌增加，稀释细菌毒素。不要长时间坐着不动，工作中注意及时改变姿势，下班后适当休息。注意适当活动，如散步等，尽量少骑自行车或电动自行车。

3. 生殖器卫生

前列腺癌放疗后要注意生殖器卫生，要经常清洗外生殖器；同时配偶也应注意阴部卫生，以防止隐藏在外阴部的细菌进入男性尿道，侵犯前列腺，导致前列腺发炎。每天晚上洗一次温水澡，少穿或不穿紧身内衣，以改善前列腺的血液循环，有利于保护前列腺。

4. 调整饮食

避免吃辛辣刺激性食物及饮酒，减少对前列腺的刺激和盆腔充血。适当喝水，多吃富含纤维素的蔬菜和水果，保持大便通畅，避免便秘。

第 **6** 章　血液肿瘤放疗护理

第一节　血液肿瘤放疗常见问题

一、疾病概述

血液肿瘤是一类造血干 / 祖细胞高度恶性克隆的疾病，具有较高的发病率和死亡率。在中国最常见的淋巴瘤是弥漫大 B 细胞淋巴瘤，其次是 NK/T 细胞淋巴瘤。骨髓瘤在我国发病率约为十万分之一，低于西方工业发达国家（ 约十万分之四 ），发病年龄大多为 50~60 岁,40 岁以下者较少见，男女之比为 3 ： 2。

二、血液肿瘤放疗的并发症

血液肿瘤患者在接受放疗的不同时期，会出现与该部位放疗有关的问题：放射性皮炎，如照射野皮肤充血，色素沉着，腋窝、腹股沟皮肤湿性反应；口腔炎；鼻腔黏膜反应，如鼻干、鼻痛、鼻出血等；呼吸道反应，如气管炎；消化道反应，如食管炎、食欲不振、恶心、呕吐等。

第二节　淋巴瘤放疗护理

一、疾病概述

淋巴瘤（lymphoma）的发生与免疫应答反应中淋巴组织增殖分化产生的各种免疫细胞有关，是起源于淋巴结和结外淋巴组织的免疫系统的恶性肿瘤。在组织病理学上，淋巴瘤分成霍奇金淋巴瘤（Hodgkin lymphoma，HL）和非霍奇金淋巴瘤（non-Hodgkin lymphoma，NHL）两大类，分别占我国全部淋巴瘤的10%～30%和70%～90%。

二、淋巴瘤临床表现

1. 淋巴结肿大

多以进行性、无痛性的颈部或锁骨上淋巴结肿大为首发症状。肿大的淋巴结可以为活动性的，也可相互粘连，触诊有软骨样的感觉，深部淋巴结肿大可引起局部的压迫症状。

2. 发热

热型多不规则，30%～40%的HL患者以原因不明的持续发热为首发症状，热退时大汗淋漓可为本病特征之一。

3. 皮肤瘙痒

皮肤瘙痒是HL较特异的表现，也可为HL唯一的全身症状。局灶性瘙痒发生于病变部位淋巴引流的区域，全身瘙痒大多发生于纵隔或腹部有病变的患者，多见于年轻患者，特别是女性。

4. 酒精性疼痛

17%～20%HL患者，在饮酒后20分钟，病变局部发生疼痛，该症状可早于其他症状及X线表现，出现具有一定的诊断意义。病情缓解后，酒精性疼痛即消失，复发时又重现。

5. 组织器官受累

常见于 NHL，多为肝脏受累、胃肠道损害、肾损害、口和鼻咽部受累、中枢神经受累、肺实质浸润等。

三、治疗手段

化疗与放疗相结合，联合应用相关生物制剂的综合治疗，是目前淋巴瘤治疗的基本策略。其他治疗手段还有骨髓或造血干细胞移植，剖腹探查及脾切除。

四、淋巴瘤放疗护理

（一）放疗前期的护理

1. 评估患者心理状况，做好心理干预。向患者及家属介绍放疗的重要性以及放疗相关知识，放疗产生的副作用及需要配合的事项。关注患者的情绪变化，给予心理疏导，以同理心帮助患者树立战胜疾病的信心。

2. 评估患者身体及营养状况，予高热量、高蛋白、高维生素清洁卫生饮食。检查血常规、肝肾功能等，观察指标正常与否。

3. 记录肿大淋巴结分布位置、大小，观察淋巴结周围皮肤是否伴瘙痒、皮损，如有异常及时处理。照射前应向患者说明保护照射野皮肤对预防皮肤反应的重要作用。

4. 记录患者体温变化，中低热一般不作处理。

（二）放疗中期的护理

1. 口腔黏膜等反应护理

随着放射剂量的增加可出现以下不同程度的口咽黏膜放射反应，应及时处理。

- 轻度：口腔黏膜稍有红、肿、红斑、充血，唾液分泌减少，口干，稍痛，进食略少。此期护理措施是保持口腔清洁，每次饭后用软毛牙刷、含氟牙膏刷牙，每日用漱口水含漱至少4次。红肿、红斑处勿用硬物刺激，因为放疗后黏膜脆性增加，易受损出血。放疗前可含冰块减轻口腔黏膜的损伤。

- 中度：口咽部明显充血水肿，斑点状白膜、溃疡形成，有明显疼痛，吞咽痛，进食困难。此期应根据患者口腔 pH 值选择适宜的漱口液，含漱 8 ~ 10 次 / 日，每次 2 分钟，并且口腔喷药，保护口咽黏膜、消炎止痛，促进溃疡愈合。在进食前可用 2% 利多卡因喷雾，解决由于疼痛影响进食水的问题。

- 重度：口腔黏膜极度充血、糜烂、出血、融合成片状白膜，溃疡加重并有脓性分泌物，剧痛不能进食水并偶有发热。此期应暂停放疗，加强口腔护理，清除脓性分泌物 4 次 / 日，督促患者漱口 8 ~ 10 次 / 日，并观察溃疡变化情况。为防止霉菌、真菌感染，可用生理盐水 + 利多卡因 + 维生素 B_{12} + 碳酸氢钠配制液含漱，并加服氟康唑 50 ~ 100mg/d，静脉滴入抗生素，补充高营养液促进溃疡愈合。

2. 照射野皮肤护理

选用全棉内衣，避免粗糙衣物摩擦；照射野可用温水和柔软毛巾轻轻沾洗，局部禁用肥皂擦洗，禁用碘酒、酒精等刺激性消毒剂。皮肤瘙痒处禁止搔抓。

3. 营养和饮食

宜食用高蛋白、高维生素易消化食物，多食用新鲜水果蔬菜。不吸烟、不喝酒，忌食辛辣燥热煎炸肥腻之品。

4. 病情观察

密切观察，定期检查血常规变化。放疗期间常规每周检查血常规 1 ~ 2 次，如果发现白细胞及血小板有降低情况或出现指标骤降，应及时通知医生，并禁用易使白细胞下降的药物。

5. 感染的护理

严密观察体温，注意休息和预防呼吸道感染。

6. 日常生活的护理

保持口腔和皮肤的清洁，进食后漱口，定期洗澡，更换内衣。保持大便通畅，每日便后坐浴。

7. 吞咽困难的护理

患者因淋巴管病变引起吞咽困难时，积极为患者提供生活护理，根据进食困难程度选择半流质，软质饮食，或采用流质，鼻饲饮食，以保证机体需要量。

（三）放疗后期的护理

1. 患者出现发热时，采用物理降温，及时更换衣服及床单位，保持干燥、清洁，避免受凉及物理性皮肤摩擦。遵医嘱给予退热剂，补充电解质。

2. 放疗结束后，应做一次全面体格检查及肝肾功能检查。

3. 不要搔抓局部皮肤，皮肤脱屑切忌用手撕剥等，外出防止日晒。放疗后照射野皮肤仍需继续保护，为期至少 1 个月。

4. 继续防治各种损伤，保持全身清洁，预防出血及感染发生。

5. 按计划出院并按时复查及随访。

（四）健康教育

1. 注意口腔卫生，每次饭后用软毛刷刷牙，用朵贝尔溶液或 NS 漱口。

2. 避免吃过热、过硬、过酸或过甜的食物，以免刺激口腔黏膜。放疗中因味觉改变，口腔味觉丧失或有异物感，须吃软食或流质，鼓励进食。

3. 放疗后 3 年之内禁止拔牙。

4. 有家族遗传史者做好筛查。

5. 普及保健防护知识，避免接触各种理化刺激因素，提升个体免疫力。

6. 定期复查。

第三节　多发性骨髓瘤放疗护理

一、疾病概述

多发性骨髓瘤（multiple myeloma，MM）是浆细胞恶性增殖性疾病。骨髓中有大量的异常浆细胞（或称骨髓瘤细胞）克隆性增生，引起广泛溶骨性骨骼破坏、骨质疏松，血清中出现单克隆免疫球蛋白（M蛋白），正常的多克隆免疫球蛋白合成受抑制，尿中出现本周蛋白，从而引起不同程度的相关脏器与组织的损伤。常出现骨痛、贫血、肾功能不全、感染和高钙血症等临床表现。本病多见于中老年人，以50~60岁为多，男女之比约为3：2。其在所有肿瘤中所占比例约为1%，占血液肿瘤的10%。近年来，随着人口的老龄化，MM的发病率有增高趋势。

二、多发性骨髓瘤临床表现

多发性骨髓瘤起病缓慢，早期可数月至数年无症状。主要表现有：骨骼损害，主要表现为骨痛、病理性骨折及高钙血症；肾损伤，主要表现为程度不等的蛋白尿、管型尿和急、慢性肾衰竭；其他，如感染、贫血、出血、高黏滞综合征、淀粉样变、雷诺现象等。

三、治疗手段

治疗手段包括对症治疗、化疗、造血干细胞移植、放疗以及联合手术等方式。

放疗主要是局部放疗：低剂量的放疗可用于缓解药物不能控制的疼痛，骨髓瘤髓外浸润灶（单发或多发）建议局部放疗。

四、多发性骨髓瘤放疗护理

（一）放疗前期的护理

1. 评估患者心理状况，针对性地做好心理干预。向患者及家属介绍放疗的重要性以及放疗相关知识，放疗产生的副作用及需要配合的事项。关注患者的情绪变化，给予心理疏导，以同理心帮助患者树立战胜疾病的信心。

2. 评估患者身体、营养及皮肤状况，予高热量、优质蛋白、高维生素清洁饮食。加强营养，防止贫血。

3. 评估疼痛的程度、性质及患者对疼痛的耐受与反应。

4. 评估患者血钙及肾功能异常情况。

5. 评估口腔、会阴部皮肤黏膜情况，观察有无感染，指导保持口腔会阴部清洁卫生。

（二）放疗中期的护理

1. 疼痛护理

患者骨痛时，关心、体贴、安慰患者，耐心解答疑惑，鼓励患者与家属、同事和病友沟通交流，取舒适体位。适当按摩，避免用力过度，防骨折。行放松疗法、臆想疗法、音乐疗法等，转移注意力。遵医嘱用止痛药，并密切观察止痛效果。

2. 照射野皮肤护理

照射前应向患者说明保护照射野皮肤对预防皮肤反应的重要作用，选用全棉内衣，避免粗糙衣物摩擦；照射野可用温水和柔软毛巾轻轻沾洗，局部禁用肥皂擦洗，禁用碘酒、酒精等刺激性消毒剂。

3. 营养和饮食

给予高热量、优质蛋白、富含维生素、易消化饮食，嘱患者多饮水，多食粗纤维食物，保持排便通畅，防便秘。

4.病情观察

密切观察，定期检查血常规变化。放疗期间常规每周检查血常规 1 ~ 2 次，如果发现白细胞及血小板有降低情况或出现指标骤降，应及时通知医生，并禁用易使白细胞下降、肾功能损伤的药物。一般体温超过 38℃ 应暂停治疗，并给予相应处理。

5.日常生活护理

注意吃穿用清洁卫生，避免乱用药防止加重肾功能损伤。

6.肛周皮肤护理

观察肛周皮肤情况，每日用 1 ∶ 5000 高锰酸钾溶液坐浴。

（三）放疗后期护理

1. 放疗结束后，应做一次全面体格检查及肝肾功能检查，严密观察血钙、肾功能、骨痛情况有无改善。

2. 躯体活动障碍患者，适度地进行床上活动，避免长久卧床加重骨骼脱钙。定时做踝泵运动，预防下肢肌肉萎缩和血栓的发生。睡硬床垫，床铺干燥平整，定时变换体位，保持皮肤清洁干燥，严密观察皮肤，防压疮。保持个人卫生，协助大小便，每日温水擦浴。指导鼓励患者咳嗽与深呼吸。

3. 照射野皮肤仍需继续保护，避免各种刺激及日晒，为期至少 1 个月。

4. 评估病情后按计划出院并随访指导复查。

（四）健康教育

1. 注意休息，使用硬板床或硬床垫；适度活动，避免过度劳累、剧烈运动和做快速转体等动作。

2. 肾损者避免用损伤肾功能的药物。

3. 注意口腔卫生，每次饭后用软毛牙刷刷牙，用朵贝尔溶液或 NS 漱口。

4. 避免吃过热、过硬、过酸或过甜的食物，以免刺激口腔黏膜。放疗后因味觉改变，口腔味觉丧失或有异物感，须吃软食或流质，鼓励进食。

5. 放疗后 3 年之内禁止拔牙。

6. 有家族遗传史者做好筛查。

7. 培养健康意识，保持健康行为，提升机体免疫力。

8. 定期复查。

第二篇

放疗常见并发症
中医特色治疗、护理技术

第 1 章　放疗常见并发症中医特色治疗

第一节　恶心、呕吐

一、概述

恶心、呕吐是放疗常见的并发症，40%～80% 的肿瘤患者在腹部放疗的过程中会出现恶心、呕吐。研究表明，大多数患者在使用标准治疗方案时没有完全控制该症状，且临床治疗不足，影响部分患者生活质量及放疗的进度。该不良反应发病机制尚不明确，临床中普遍认为放疗所致的恶心、呕吐是治疗及疾病等多因素协同作用造成的。患者消化系统受到放射线的干扰，消化系统中上皮细胞快速增殖，刺激神经纤维传导，故致恶心、呕吐。

1. 中医对该病的认识

中医认为呕吐的病因不外乎虚实，胃腑自虚，胃失和降为虚；外邪、饮食、痰饮、气滞、瘀血等邪气犯胃，胃气上逆为实。基本病机是胃失和降，胃气上逆。病变部位在胃，还与脾、肝有关，虚证多涉及脾，实证多涉及肝。肿瘤患者因放疗所致恶心、呕吐，多属虚实夹杂。

2. 治疗原则

理气和胃，降逆止呕。

二、中医特色疗法

（一）穴位贴敷

1. 药物组成

- 方一：生姜、半夏各等分。
- 方二：吴茱萸、丁香、白术、肉桂各等分。

2. 穴位选择

内关、神阙、中脘、上脘、天枢、足三里。

3. 操作方法

中药研粉，使用透皮净将药粉调成膏状进行穴位贴敷。每次选取 4 ~ 6 个穴位敷药，在放疗前 24 小时开始行穴位贴敷，每日 1 次，每次贴敷时间为 6 ~ 8 小时，亦可根据患者皮肤耐受情况适当延长或缩短贴敷时间，治疗至放疗结束。

4. 注意事项

局部皮肤破溃者禁用；皮肤易过敏者慎用。

（二）针刺治疗

1. 穴位选择

- 主穴：内关、合谷、中脘、足三里、公孙。
- 配穴：脾虚者，加脾俞、胃俞；腹胀者，加天枢；肠鸣者，加脾俞、大肠俞；痰饮内停者，加膻中、丰隆。

2. 操作方法

穴位局部消毒后，选用一次性毫针进行针刺，采用平补平泻手法，在放疗前一天开始针刺治疗，每日 1 次，每次留针 30 分钟，治疗至放疗结束。

3. 注意事项

- 过饥、过饱、疲劳、精神高度紧张时不宜进行针刺。
- 针刺时应避开血管，避免出血。

- 皮肤有感染、破溃、瘢痕或者肿瘤的部位不宜针刺。

（三）艾灸

1. 穴位选择

百会、中脘、关元、内关、足三里。

2. 操作方法

在放疗前借助木质单孔艾灸盒艾灸30分钟。患者取舒适体位，将点燃的艾柱插入艾灸盒中，再将艾灸盒固定在施灸穴位上进行艾灸治疗30分钟，或可选取内关、足三里行隔姜灸，连续治疗1周或可根据病情延长治疗时间。

3. 注意事项

注意艾条与皮肤的距离，把控温度，避免烫伤。

（四）耳穴压豆

1. 穴位选择

胃、贲门、肝、脾、枕、神门、交感、皮质下。

2. 操作方法

患者取舒适体位，用75%酒精消毒后再将耳穴贴贴于以上各穴位处，用大拇指和食指对压耳穴，按压以局部感到酸、麻、胀为宜，每次治疗可留贴2～3天。嘱患者在放疗前、后自行按压耳穴，每穴每次按压2～3分钟。

3. 注意事项

- 耳穴压豆治疗宜两耳交替进行。
- 耳穴压豆应注意防水，以免脱落。
- 耳穴压豆时间不宜过长，或每次均选取对侧耳朵的相同穴位进行治疗，避免皮肤过敏或感染。

（五）低频脉冲电刺激疗法（图1）

1. 穴位选择

内关、曲池、足三里。

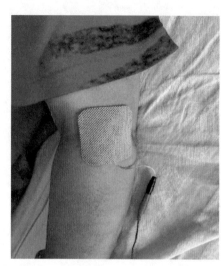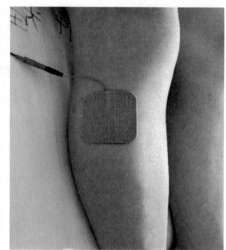

图 1　低频脉冲电刺激疗法

2. 操作方法

暴露治疗区域皮肤，使用低频电子治疗仪，电极片置于双侧内关或曲池、足三里穴，酌情用绷带固定电极片，设置仪器电流强度以患者局部产生麻木感且可耐受为宜，每次 20 ~ 30 分钟，每日 1 次。

3. 注意事项

- 安装有心脏起搏器及有血栓性静脉炎的患者不宜使用。
- 避免在皮肤破损部位进行治疗。

（六）揿针（图2）

1. 穴位选择

内关、合谷、中脘、足三里、太冲。

2. 操作方法

选用无菌揿针，据不同施术穴位选取不同长度揿针，每次选取 4 ~ 6 个穴位。皮肤局部消毒后持小镊子夹取针柄处连同胶布取下，对准穴位垂直刺入，适力按压揿针处，以局部有酸胀感为宜。嘱患者在放疗开始前 30 分钟、放疗期间每间隔 1 小时按压一次穴位，每个穴位按压 2 分钟，以局部酸胀为度。揿针每隔 48 小时更换一次，直至放疗结束或症状缓解。

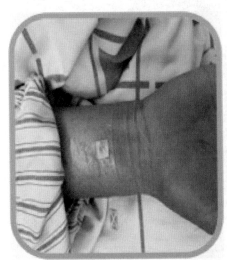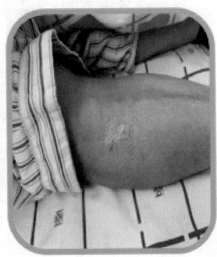

图 2 揿针内关、足三里

3. 注意事项

- 如有凝血功能障碍或正在服用抗凝药物的患者，应避免使用揿针。
- 揿针治疗的穴位局部有皮肤损伤、炎症或者感染的患者，应暂时避免揿针治疗。

（七）中药封包（图 3）

1. 药物组成

- 方一：艾绒、粗盐。

- 方二：藿香、砂仁、法半夏、莱菔子、厚朴。
- 方三：莱菔子、白芥子、紫苏子、吴茱萸。

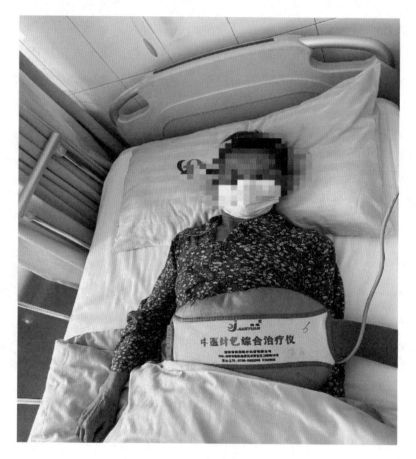

图 3　中药封包

2. 治疗部位

腹部。

3. 使用方法

将药包放置于中药封包内，插上电源，待温度上升后热敷于患者腹部，每次热敷 30 分钟。在化疗前一天开始中药封包治疗，每日 1 次，治疗至放疗结束或症状缓解。

4. 注意事项

- 局部皮肤有湿疹瘙痒、破溃渗液者不宜使用。

- 避免药包过热致烫伤。

（八）火龙罐综合灸（图4）

1. 治疗部位

中上腹部。

2. 操作方法

以中上腹部为施罐部位，结合揉、碾、推、按、点、摇、闪、振、熨、烫等不同手法正旋、反旋、摇拨、摇振罐体作用于皮肤肌肉组织，达到气化和序化作用。每个部位施罐20～30分钟，至皮肤微微发红发热，每日治疗1次，连续治疗1周或至症状缓解。

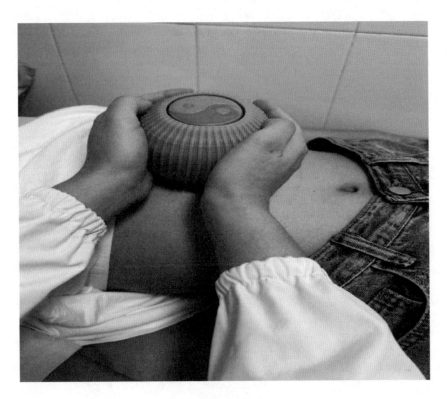

图4　火龙罐综合灸

3. 注意事项

- 点火时避免烧到罐口。
- 施罐过程中注意把控罐体温度，避免过度晃动，以免艾条或艾灰脱落致烫伤。
- 治疗后注意保暖，避免受凉。
- 皮肤破损局部不宜治疗。

第二节　放射性口腔黏膜炎

一、概述

　　头颈部恶性肿瘤放疗过程中常出现因电离辐射导致的口腔黏膜炎症或溃疡性病变。当总照射剂量达到 20Gy 时，口腔黏膜损伤的发生率几乎为 100%。轻者出现咽干、咽痛等症；重者可出现局部黏膜糜烂、出血、坏死、吞咽困难、味觉异常、继发口腔感染等，严重影响患者的生活质量、营养状况及放疗耐受程度。研究表明，放射性口腔黏膜炎的发生与患者营养状况、机体部分酶的缺失、照射方式、照射剂量、化疗方案、抗生素使用、白细胞计数下降、吸烟、口腔护理不到位等因素有着密切的关系。

1. 中医对该病的认识

　　口腔黏膜炎属中医学"口疮"范畴，"口疮"之名，始见于《黄帝内经》。《素问·气交变大论》载："岁金不及，炎火上行……民病口疮，甚则心痛"，指出口疮以火热为邪。现代中医认为，放射线属火热毒邪，可耗伤气阴，不仅损伤机体津液，还影响脾胃运化功能及肝肾功能，导致气阴两虚、气虚血瘀或瘀毒热盛。其基本病机为"火毒伤阴"。病位虽在口腔，但本病的发生发展却与全身津液耗损、正气不足、肝脾肾功能失调密切相关。

2. 治疗原则

　　养阴清热。

二、中医特色疗法

（一）中药含漱

1. 药物组成

• 方一：连翘、蒲公英、牡丹皮、赤芍。

- 方二：胖大海、白茅根、麦冬、木蝴蝶。

2. 使用方法

将以上药物用冷水适量浸泡 30 分钟，文火煎煮 10 分钟，滤出药液，或可直接选用配方颗粒配液，待药液稍凉时频频含漱。

（二）中药雾化吸入（图 5）

1. 药物组成

金银花、连翘、蒲公英、鱼腥草等。

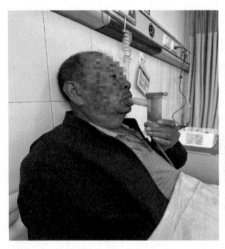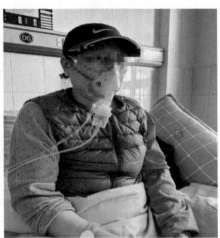

图 5　中药雾化吸入

2. 操作方法

以上药物可选择配方颗粒，开水溶化后静置片刻，取上清液 5 ~ 10ml 以口含型雾化吸入器或面罩雾化吸入器行雾化吸入治疗，每日 2 次，自放疗开始至放疗结束行全周期雾化治疗。

（三）穴位贴敷（图 6）

1. 药物选择

可选择单味药：大黄。

2. 穴位选择

双侧涌泉穴。

3. 使用方法

大黄研粉，使用透皮净将药粉调成膏状在涌泉穴进行穴位贴敷，隔日1次，每次贴敷时间为 6 ~ 8 小时，治疗至放疗结束。

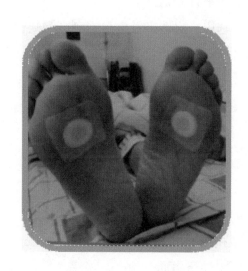

图 6 穴位贴敷

（四）腕踝针

1. 穴位选择

双上 1 区。

2. 操作方法

穴位局部消毒后，选用一次性 1.5 寸毫针进行针刺，针与皮肤成 30°角，快速刺入皮下后平刺继续进针，胶布固定，可留针 30 分钟，每日 1 次，治疗至放疗结束。

（五）针刺治疗

1. 穴位选择

- 主穴：天容、天突、列缺、照海、合谷。
- 配穴：胃火炽盛加内庭、曲池清热泻火；阴虚火旺加太溪、涌泉、三阴交滋阴降火；声音嘶哑加复溜、扶突润喉开音。

2. 操作方法

选用一次性毫针常规针刺，列缺、照海行针时可配合做吞咽动作，每日 1 次，每日留针 30 分钟。

（六）刺络放血

1. 穴位选择

少商、商阳、耳背静脉。

2. 操作方法

穴位局部消毒后点刺放血，出血后反复挤压放血，血液颜色由暗红变浅或挤压不出血即可停止放血。

3. 注意事项

凝血功能障碍或血小板减少的患者不宜放血。

（七）耳穴压豆

1. 穴位选择

咽喉、肺、颈、气管、肾、大肠。

2. 操作方法

患者取舒适体位，用 75% 酒精消毒后将耳穴贴贴于以上各处穴位，用大拇指和食指对压穴位，按压以局部感到酸胀、麻为宜，每次治疗可留贴 2 ~ 3 天。嘱患者在放疗前、后自行按压耳穴，每穴 2 ~ 3 分钟。

3. 注意事项

- 耳穴压豆治疗宜两耳交替进行。

- 耳穴压豆应注意防水，以免脱落。
- 耳穴压豆时间不宜过长，或每次均选取对侧耳朵的相同穴位进行治疗，避免皮肤过敏或感染。

第三节　放射性肺炎

一、概述

　　放射性肺炎是肺癌、乳腺癌、食管癌、恶性淋巴瘤或胸部其他恶性肿瘤经放疗后，在放射野内的正常肺组织受到损伤出现的无菌性炎症相关症状，通常发生于放疗过程中至放疗后 3 个月内。肺组织对放射线敏感性高，放疗过程易引起肺组织损伤，导致放射性肺炎和长期肺纤维化的发生。临床表现常为咳嗽、咳痰、胸闷、气短、喘息、胸痛、口干等。依据美国肿瘤放疗协作组（Radiation Therapy Oncology Group，RTOG）制定的标准将放射性肺炎分为 5 级：1 级放射性肺炎影像学表现轻微，无临床症状。2 级放射性肺炎的临床症状和影像学表现为放射性肺炎存在，但症状较轻，不影响患者日常生活。3 级放射性肺炎的临床症状和影像学表现为放射性肺炎存在，临床症状明显，影响患者的日常生活，需要呼吸支持治疗。4 级放射性肺炎的临床症状和影像学表现为放射性肺炎存在，需要通气辅助。5 级放射性肺炎即患者死亡。该病对肺实质的影响严重，放射学的改变率为 15% ～ 100%。

1. 中医对该病的认识

　　《医学源流论》曰："肺为娇脏，寒热皆所不宜。"叶天士的《温热论》也说："肺为娇脏，温邪上受，首先犯肺。"由此可见，肺乃娇脏，喜润恶燥，不耐寒热，易受外邪侵袭。放射线属火热毒邪，易灼伤肺津，津伤及阴，致气阴两虚；同时热毒蕴结，日久肺失濡养，肺叶枯萎，出现咳嗽、痰少、口干、喘息等症，属中医"肺痿"范畴。

2. 治疗原则

　　益气养阴，清肺润燥。

二、中医特色疗法

（一）针刺治疗

1.穴位选择

肺俞、膏肓、定喘、大椎、风门、肾俞、膻中、关元、气海、曲池、合谷、足三里、三阴交、丰隆。

2.操作方法

穴位局部消毒后，选用一次性毫针进行针刺，肺俞、大椎、风门、曲池可采用泻法，肾俞、膻中、关元、气海、足三里、三阴交等可采用补法，每日 1 次，每次留针 30 分钟，7 天为一疗程，可在补法穴位加用艾灸。

（二）低频脉冲电刺激

1.穴位选择

肺俞、中府、曲池、合谷、足三里、丰隆。

2.操作方法

暴露治疗区域皮肤，使用电脑低频电子治疗仪，每次选取 4 ~ 6 个穴位放置电极片，酌情用绷带固定电极片，设置仪器电流强度以患者局部产生麻木感且可耐受为宜，每次 20 ~ 30 分钟，每日 1 次。

3.注意事项

- 安装有心脏起搏器及有血栓性静脉炎的患者不宜使用。
- 避免在皮肤破损部位进行治疗。

（三）揿针

1.穴位选择

肺俞、肾俞、中府、曲池、合谷、足三里。

2.操作方法

选用无菌揿针，据不同施术穴位选取不同长度揿针，每次选取 4 ~ 6

个穴位，皮肤局部消毒后持小镊子夹取针柄处连同胶布取下，对准穴位垂直刺入，适力按压揿针处，以局部有酸胀感为宜。嘱患者在化疗开始前30分钟、化疗期间每间隔1小时按压一次穴位，每个穴位按压2分钟，以局部酸胀为度。揿针每隔48小时更换一次，直至放疗结束或症状缓解。

（四）艾灸

1. 穴位选择
肺俞、膏肓、太渊、足三里、气海。

2. 操作方法
在放疗后借助木质单孔艾灸盒艾灸30分钟。患者取舒适体位，将点燃的艾柱插入艾灸盒中，再将艾灸盒固定在施灸穴位上进行艾灸治疗30分钟，治疗1周为一疗程，可连续施灸至放疗结束。

（五）穴位埋线

1. 穴位选择
肺俞、膏肓、肾俞、天突、气海、关元、足三里。

2. 操作方法
用记号笔标记所取穴位，严格消毒皮肤，戴无菌手套，将无菌孔巾铺于所选穴位上，将胶原蛋白线放入针梗，右手持针，左手绷紧皮肤，快速刺入1~2cm，得气后推动针芯，将线埋入穴位，用无菌纱布按压针孔1~2分钟，无渗血后，覆盖无菌敷贴。

（六）穴位贴敷

1. 药物组成
沙参、麦冬、桔梗、浙贝母、鱼腥草、川芎等。

2. 穴位选择
肺俞、肾俞、天突、膻中、足三里、三阴交。

3. 操作方法

中药研粉，使用透皮净将药粉调成膏状进行穴位贴敷。每次选取 4 ~ 6 个穴位敷药，在放疗前 24 小时开始行穴位贴敷，每日 1 次，每次贴敷时间为 6 ~ 8 小时，亦可根据患者皮肤耐受情况适当延长或缩短敷药时间，治疗至放疗结束。

（七）中药雾化吸入

1. 药物选择

金银花、连翘、枇杷叶、鱼腥草、麦冬、沙参等。

2. 操作方法

以上药物可选择配方颗粒，开水溶化后静置片刻，取上清液 5 ~ 10ml 以口含型雾化吸入器或面罩雾化吸入器行雾化吸入治疗，每日 2 次，自放疗开始至放疗结束行全周期雾化治疗。

（八）耳穴压豆

1. 穴位选择

肺、气管、胸、肾、脾、神门等。

2. 操作方法

患者取舒适体位，用酒精消毒后再将耳穴贴贴于以上各穴位处，按压各穴，以感到酸、麻、胀为宜，每次治疗可留贴 2 ~ 3 天。嘱患者在放疗前、后自行按压耳穴，每穴每次按压 2 ~ 3 分钟，每日可按压 3 ~ 5 次。

第四节　放射性食管炎

一、概述

放射性食管炎（radiation esophagitis，RE）是头颈部、胸部恶性肿瘤放疗后最常见的并发症，它是随着放射剂量的增加出现的放射野正常食管黏膜充血、水肿、糜烂甚至溃疡、食道狭窄等不同程度损伤的非特异性炎症，尤其是在较高剂量的放疗中，其发生率高达 22.5%。临床上多表现为吞咽梗阻感伴疼痛、胸骨后异物感、胸骨后灼热疼痛、恶心呕吐等症状。严重者影响进食，致机体营养代谢紊乱，免疫力降低，限制放射剂量，影响放疗效果。

1. 中医对该病的认识

中医认为放射性食管炎是由于食道干涩或狭窄导致吞咽食物哽噎不畅、进食难下、胸膈疼痛或纳而复出的疾病，多属中医"噎膈"范畴。朱丹溪认为："……大概因血液俱耗，胃脘亦槁，其槁在上，近咽之下，水饮可行，食物难入，间或可入亦不多，名之曰噎。其槁在下，与胃为近，食虽可进，难尽入胃，良久复出，名之曰膈，亦曰反胃。"对于放射性食管炎的症状，中医认为其发病机制为放射线产生的火热毒邪，损伤机体，导致毒热炽盛、阴液耗伤；或毒伤血络、瘀血内阻。与古代"噎膈"的气结、火郁、痰凝、血瘀、津枯之病机相符。

2. 治疗原则

清热解毒、养阴生津、活血化瘀。

二、中医特色疗法

（一）中药含服

1. 药物组成

- 方一：金银花、连翘、蒲公英、丹皮、赤芍、山豆根。
- 方二：胖大海、白茅根、麦冬、木蝴蝶、玄参。

2. 操作方法

将以上药物用冷水适量浸泡 30 分钟，文火煎煮 10 分钟，滤出药液，或可直接选用配方颗粒配液，待药液稍凉时频频含服。

（二）中药雾化吸入

1. 药物组成

金银花、连翘、蒲公英、鱼腥草等。

2. 操作方法

以上药物可选择配方颗粒，开水溶化后静置片刻，取上清液 5 ~ 10ml 以口含型雾化吸入器或面罩雾化吸入器行雾化吸入治疗，每日 2 次，自放疗开始至放疗结束行全周期雾化治疗。

（三）穴位贴敷

1. 药物组成

- 方一：消炎止痛膏加冰片粉。
- 方二：金银花、连翘、蒲公英、紫草、薄荷、赤芍等。

2. 穴位选择

天突、膻中、足三里。

3. 操作方法

中药研粉，使用透皮净将药粉调成膏状进行穴位贴敷。在放疗前 24 小时开始行穴位贴敷，每日 1 次，每次贴敷时间 6 ~ 8 小时，治疗至放疗结束。

4. 注意事项

局部皮肤破溃者禁用；皮肤易过敏者慎用。

（四）针刺治疗

1. 穴位选择

- 主穴：天突、膻中、上脘、中脘、内关、合谷、足三里、膈俞。
- 配穴：①火热伤阴型：太溪、照海、胃俞、三阴交。②痰热内蕴型：阳陵泉、丰隆、内庭。③痰瘀互结型：血海、阴陵泉、气海、血海。

2. 操作方法

穴位局部消毒后，选用一次性毫针进行针刺，足三里用补法，内关、中脘、合谷、膈俞用泻法，余穴可用毫针刺平补平泻。在放疗前一天开始针刺治疗，每日 1 次，每次留针 30 分钟，治疗至放疗结束。

（五）耳穴压豆

1. 穴位选择

胃、脾、肝、食管、咽喉、三焦、神门、交感。

2. 操作方法

用耳穴探测仪定位所选穴位，用酒精清洁消毒，晾干后将粘有王不留行的胶布（2mm×2mm）贴于所取穴位，按揉至患者自觉酸麻胀痛。嘱患者每日按揉 3 ~ 5 次，每穴每次按压不少于 3 分钟。

（六）穴位埋线

1. 穴位选择

- 主穴：膈俞、胃俞、内关、足三里。
- 配穴：痰热内蕴型加大椎；痰瘀互结型加血海；火热伤阴型加三阴交。

2. 操作方法

用记号笔标记所取穴位，严格消毒皮肤，戴无菌手套，将无菌孔巾铺于所选穴位上，将胶原蛋白线放入针梗，右手持针，左手绷紧皮肤，快速刺入 1 ~ 2cm，出现酸胀麻感即"得气"后，推动针芯，将线埋入穴位，用无菌纱布按压针孔 1 ~ 2 分钟，无渗血后，覆盖无菌敷贴。

（七）腕踝针

1. 穴位选择

双上 1 区。

2. 操作方法

穴位局部消毒后，选用一次性 1.5 寸毫针进行针刺，针与皮肤成 30°角，快速刺入皮下后平刺继续进针，胶布固定，可留针 30 分钟，每日 1 次，治疗至放疗结束。

第五节 放射性胃炎

一、概述

放射性胃炎是上腹部接受放疗引起的并发症，常表现为胃脘部疼痛、吞咽困难、消化不良、反酸、烧心、黑便、便血等。常见于肝癌切除术后、食管癌切除术后、胰腺癌、胆管癌等放疗后。由于胃不可能被完全排除在照射野之外，所以，虽然放射性胃炎发病率较低，但也是引起消化道出血的原因之一。

1. 中医对该病的认识

祖国医学虽无放射性胃炎的相关记载，但可认为其属中医"胃痛""胁痛""吞酸""嘈杂"等范畴。放射线为火毒之邪，热耗气阴，加之肿瘤患者素体亏虚，脾虚肝旺，水湿难化，湿热结聚，故肝胃不和、胃失和降发为本病。本病总属本虚标实、虚实夹杂之证。

2. 治疗原则

健脾和胃。

二、中医特色疗法

（一）中药封包

1. 药物组成

党参、白术、吴茱萸、五倍子。

2. 治疗部位

腹部。

3. 使用方法

将药包放置于中药封包内，插上电源，待温度上升后热敷于患者腹部，每次热敷 30 分钟。在放疗前一天开始中药封包治疗，每日 1 次，治疗至放疗结束或症状缓解。

（二）穴位贴敷

1. 药物组成

白术、砂仁、焦山楂。

2. 穴位选择

天枢、足三里、中脘、上脘。

3. 操作方法

中药研粉，使用透皮净将药粉调成膏状进行穴位贴敷。在放疗前 24 小时开始行穴位贴敷，每日 1 次，每次贴敷时间为 6 ~ 8 小时，治疗至放疗结束。

（三）针刺治疗

1. 穴位选择

- 主穴：脾俞、肾俞、大肠俞、天枢、足三里、上巨虚、下巨虚、三阴交、公孙、内关。
- 配穴：湿热重加阳陵泉、中脘清热利湿；脾虚湿盛加气海、关元、阴陵泉；脾肾阳虚者加命门、太溪。

2. 操作方法

穴位局部消毒后，选用一次性毫针进行针刺，足三里毫针刺补法，内关、中脘用泻法，余穴可用毫针刺平补平泻。在放疗前一天开始针刺治疗，每日 1 次，每次留针 30 分钟，治疗至放疗结束或症状缓解。

（四）耳穴压豆

1. 穴位选择

胃、贲门、十二指肠、肝、脾、枕、神门、交感、皮质下。

2. 操作方法

患者取舒适体位，用酒精消毒后再将耳穴贴贴于以上各穴位，嘱患者在放疗前、后自行按压耳穴，每穴 2 ~ 3 分钟，按压以感到酸、胀、麻为宜，每次治疗可留贴 2 ~ 3 天。

（五）火龙罐综合灸

1. 治疗部位

中上腹部。

2. 操作方法

以中上腹部为施罐部位，结合揉、碾、推、按、点、摇、闪、振、熨、烫等不同手法正旋、反旋、摇拨、摇振罐体作用于皮肤肌肉组织，达到气化和序化作用，每个部位施罐 20 ~ 30 分钟，至皮肤微微发红发热，每日治疗 1 次，连续治疗 1 周或至症状缓解。

3. 注意事项

- 点火时避免烧到罐口。
- 施罐过程中注意把控罐体温度，避免过度晃动，以免艾条或艾灰脱落致烫伤。
- 治疗后注意保暖，避免受凉。

（六）中药热熨敷法

1. 药物组成

艾叶、甘松、肉桂、党参、白术、吴茱萸、五倍子。

2. 治疗部位

腹部。

3. 使用方法

将中药加热后热熨腹部，每日 1 次，每次治疗 20 ~ 30 分钟。

4. 注意事项

- 注意药包温度不宜过高，避免烫伤。
- 治疗部位皮肤破溃或有皮疹者，不宜进行热熨治疗。

第六节　放射性肠炎

一、概述

放射性肠炎（radiation enteritis，RE）是以恶心、呕吐、腹痛、腹泻、里急后重、便血为临床表现的腹部肿瘤（腹盆腔、腹膜后、直肠恶性肿瘤）放疗后出现的肠道损伤性疾病，严重者可出现肠梗阻、肠瘘、脓毒血症等并发症，其发生率为 5% ~ 17% 。目前根据放射性肠炎发生时间主要分为放射性肠炎急性期与慢性期，其中急性期发生时间为放疗期间至放疗后 2 个月内，慢性期发生时间为放疗 2 个月后。

1. 中医对该病的认识

放射性肠炎中医学无此病名，根据其腹泻、腹痛、便血、里急后重的临床症状，将其归属"泄泻""痢疾""便血"等范畴。其中泄泻病名首见于《黄帝内经·素问》，其云"因于露风，乃生寒热，是以春伤于风，邪气留连，乃为洞泄"，"清气在下，则生飧泄"，"湿胜则濡泻"，"寒气客于小肠，小肠不得成聚，故后泄腹痛矣"，"诸呕吐酸，暴注下迫，皆属于热"，"饮食不节，起居不时者……阴受之则入五脏……下为飧泄"，"怒则气逆，甚则呕血及飧泄"。认为泄泻的发生与风气外侵、湿热、寒湿外侵内生、饮食不节、情志失调相关。放射线属火毒之邪，热毒直中蕴结肠道，加之肿瘤患者素体脾胃亏虚，湿邪内生，致火热之毒夹湿壅滞肠道，气血凝滞，故而腹部作痛；湿热蕴结肠道，血络受损，腐败为脓，故可见便血。该病病位在肠，与脾、胃、肠有关。

2. 治疗原则

急性期当以清热解毒、活血化瘀为主；慢性期当以寒热并用、攻补兼施为主。

二、中医特色疗法

（一）中药保留灌肠

1. 药物组成

地榆、白及、黄连、黄柏、白头翁。

2. 操作方法

一般采用中药保留灌肠，使中药直达病灶，灌肠液的量为 100 ~ 200ml。嘱患者灌肠后尽量取舒适卧位保留药液，使药液充分吸收。

（二）中药封包

1. 药物组成

党参、白术、吴茱萸、五倍子。

2. 治疗部位

下腹部。

3. 使用方法

将药包放置于中药封包内，插上电源，待温度上升后热敷于患者下腹部，每次热敷 30 分钟。在放疗前一天开始中药封包治疗，每日 1 次，治疗至放疗结束或症状缓解。

（三）艾灸

1. 穴位选择

中脘、神阙、气海、关元、天枢、足三里。

2. 操作方法

在放疗前借助木质单孔艾灸盒艾灸 20 分钟。患者取舒适体位，将点燃的艾柱插入艾灸盒中，再将艾灸盒固定在施灸穴位上进行艾灸治疗 30 分钟，连续治疗 1 周。

（四）火龙罐综合灸

1. 治疗部位

腹部。

2. 操作方法

以腹部为施罐部位，结合揉、碾、推、按、点、摇、闪、振、熨、烫等不同手法正旋、反旋、摇拨、摇振罐体作用于皮肤肌肉组织，每个部位施罐 20 ~ 30 分钟，至皮肤微微发红发热，每日治疗 1 次，连续治疗 1 周或至症状缓解。

3. 注意事项

- 点火时避免烧到罐口。
- 施罐过程中注意把控罐体温度，避免过度晃动，以免艾条或艾灰脱落致烫伤。
- 治疗后注意保暖，避免受凉。

（五）毫针治疗

1. 穴位选择

- 主穴：脾俞、肾俞、大肠俞、关元、长强、天枢、足三里、上巨虚、下巨虚、三阴交、内关。
- 配穴：湿热重加阳陵泉、中脘清热利湿；脾虚湿盛加气海、阴陵泉；脾肾阳虚者加命门、太溪。

2. 操作方法

腹部和腰部在针刺的基础上再给予艾盒灸，阳陵泉、中脘、长强、委中用毫针刺泻法，足三里、三阴交用毫针刺补法，余穴可用毫针刺平补平泻。

（六）督脉灸

1. 穴位选择

督脉诸穴及足太阳膀胱经穴之背俞穴。

2. 操作方法

脾虚湿盛及脾肾阳虚患者可选用督脉灸法，患者取俯卧位，暴露背部，在大椎至腰俞的部位上敷督灸粉（香附、附子、桃仁、桂枝等），而后铺上桑皮纸，其上铺宽 10cm、厚 3cm 的生姜泥，于生姜泥上放置梭形艾炷点燃，施灸时间为 30 分钟。

3. 注意事项

- 在治疗过程中注意把控温度，如患者感皮肤灼热，可加垫纱布避免皮肤烫伤。
- 治疗后毛孔打开，避免受凉、洗浴。

（七）耳穴压豆

1. 穴位选择

胃、脾、直肠、大肠、小肠、三焦、交感。

2. 操作方法

患者取舒适体位，用酒精消毒后再将耳穴贴贴于以上各处穴位，用大拇指和食指对压穴位，按压以感到酸胀、麻为宜，每次治疗可留贴 2 ~ 3 天。嘱患者每日按压 3 ~ 5 次，每穴各按压 2 ~ 3 分钟。

（八）中药熏洗

1. 药物组成

马齿苋、黄柏、苦参、蒲公英、地榆、白芷各等分。

2. 操作方法

上述药材煮取 1000ml 药液，置于中药坐浴器中，嘱患者坐浴 15 分钟，每日 2 次。

3. 注意事项

坐浴水温不宜过高。

第七节　放射性膀胱炎

一、概述

放射性膀胱炎（radiation cystitis，RC）是恶性肿瘤放疗后因射线照射对膀胱黏膜产生不同程度的损害和功能障碍的严重并发症。该病以尿频、尿急、尿痛或伴有顽固性血尿为主要临床表现，严重影响患者的生活质量及对放疗的耐受程度。

1. 中医对该病的认识

放射性膀胱炎的临床症状属中医学"热淋""血淋"范畴。《景岳全书》曰："淋之为病，小便痛涩滴沥，欲去不去，欲止不止者是也。"《诸病源候论》云："诸淋者，由肾虚而膀胱热故也。""小便出少起数，小腹弦急，痛引脐是也。又有石淋、气淋、热淋、血淋、寒淋。"故该病以肾虚为本，膀胱湿热为标。疾病初起，以尿频、尿急、尿痛为主要表现，病情加重，热伤血络，可伴有血尿。

2. 治疗原则

疾病初期以清热利湿、活血化瘀为主；疾病后期以扶正祛邪、健脾补肾为主。

二、中医特色疗法

（一）中药保留灌肠

1. 药物组成
黄芩、黄柏、酒大黄、虎杖、苦参、败酱草、白茅根、大蓟、小蓟。

2. 操作方法
一般采用保留灌肠，使中药直达病灶，灌肠液的量为 100 ~ 200ml。

灌肠后嘱患者尽量取舒适卧位休息，保留药液，使药液充分吸收。

3. 注意事项

- 肛门、直肠、结肠术后，大便失禁，下消化道出血的患者禁用。
- 一次灌注药液量不可过大，不宜超过 200ml。
- 灌注药液时若有排便意识，嘱患者做深呼吸。
- 每次 30 分钟，每日 2 次。

（二）针刺治疗

1. 穴位选择

曲池、合谷、阴陵泉、中极、足三里、关元、膀胱俞、肾俞。

2. 操作方法

穴位局部消毒后，选用一次性毫针进行针刺，平补平泻法"得气"后留针，每次留针 30 分钟，每日 1 次，7 天为一疗程。

（三）火龙罐综合灸

1. 治疗部位

下腹部。

2. 操作方法

以下腹部为施罐部位，结合揉、碾、推、按、点、摇、闪、振、熨、烫等不同手法正旋、反旋、摇拨、摇振罐体作用于皮肤肌肉组织，每个部位施罐 20 ~ 30 分钟，至皮肤微微发红发热，每日治疗 1 次，连续治疗 1 周或至症状缓解。

第八节　放射性皮炎

一、概述

　　放射性皮肤损伤是临床常见的放疗相关并发症之一。据统计，高达91.4%的患者会出现皮肤红斑、瘙痒刺痛、干燥、脱皮等不同程度的放射性皮肤损伤，随着照射剂量的累积，患者可出现溃疡、出血、坏死、感染等严重的皮肤损伤，降低了患者的生活质量，约58.1%的患者因严重的放射性皮肤损伤导致放疗终止，增加了肿瘤复发的风险。其中乳腺癌及头颈部肿瘤患者放疗发生放射性皮肤损伤的概率高达95%～100%。

1.中医对该病的认识

　　根据放射性皮炎的临床症状和体征，可认为放射性皮炎属于"疮疡"或"烧伤"的范畴。中医认为放射线是一种火热毒邪，结合《医宗金鉴》"痈疽原是火毒生，经络阻隔气血凝"的论述以及癌肿郁火内蕴、痰湿结聚的特点，故认为热毒作用于皮肤，热蕴肌腠，热盛则血瘀，故致红斑、痒痛、脱皮、溃疡甚至坏死。由于热毒炽盛灼伤津液，因而出现气阴两伤的表现。故而有学者认为本病病因病机以"阴虚为本，燥热为标"。

2.治疗原则

　　清热解毒，凉血化瘀，和血生肌。

二、中医特色疗法

（一）中药涂药（图7）

1.药物组成

黄芩、黄连、黄柏、紫草、冰片、虎杖。

2.操作方法

除常规护理外，于放疗的前、后应用中药外敷，将外用中药粉温水或透皮净调匀后均匀涂抹于放射野皮肤，一次涂抹时间约 30 分钟，一天涂抹 2 次。

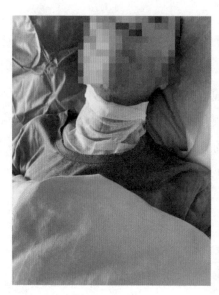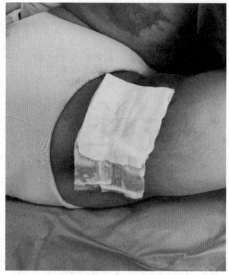

图 7　中药涂擦

（二）中药熏蒸（图 8）

1. 药物组成

金银花、连翘、黄芩、黄连、黄柏、紫草。

2. 使用方法

于放疗开始前，将中药液置入中药熏药治疗仪中进行煎煮，将放疗部位置于药物蒸汽上直接熏蒸，或可在熏蒸部位上加纱布，避免因药物蒸汽散失和湿度较低导致疗效不佳。熏蒸完毕后用干毛巾擦拭患部药液或汗液，添加衣物避免受凉。每日治疗 1 ~ 2 次。

3.注意事项

已出现放射性皮炎表现的患者不宜熏蒸。

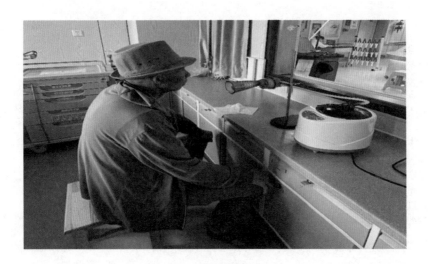

图 8　中药熏蒸治疗

（三）鲜芦荟汁外敷

1.药物组成

新鲜芦荟去皮打汁。

2.使用方法

于放疗前、后将芦荟汁均匀涂抹于放射野皮肤，涂抹均匀后暴露局部皮肤至药液干燥。

（四）紫草油外敷

1.药物组成

紫草、食用油。

2.使用方法

适量紫草以食用香油浸泡 1 周后用纱布过滤，每日于放疗前、后均匀涂抹于放射野皮肤。亦可视皮肤损伤程度，每日多次涂抹。

第九节　骨髓抑制

一、概述

肿瘤放疗过程中所用的放射线，在杀灭肿瘤细胞的同时，会无差别地损害正常骨髓造血细胞，造成骨髓抑制。患者外周血细胞总数锐减，其中白细胞下降尤为明显，更有甚者为全血细胞下降，引起感染、出血、发热等多种并发症。

1. 中医对该病的认识

根据骨髓抑制的临床表现，属中医学"虚劳""血虚"等虚损性疾病的范畴。放射线属于外来的"毒邪"。因肿瘤患者素体正气亏虚，脏腑失调，阴阳失和，气血紊乱，痰饮、瘀血、癌毒相互搏结，损害脾胃，伤及肾精，致先后天俱虚，髓无以生，血无以化。日久发为骨髓抑制。骨髓抑制主要发病机理为"虚"，尤以脾肾亏虚为主。骨髓抑制病位在脾、肾，与肝、肺、心、胃等脏腑有关。

2. 治疗原则

扶正固本、补益气血。

二、中医特色疗法

（一）针刺治疗

1. 穴位选择

内关、气海、关元、足三里、血海、三阴交、悬钟、脾俞、肾俞。

2. 操作方法

穴位局部消毒后，选用一次性毫针进行针刺，通常可用补法，每日1次，7天为一疗程，可加艾灸。

（二）艾灸

1. 穴位选择

气海、关元、血海、足三里、三阴交、肝俞、脾俞、胃俞、肾俞、命门。

2. 操作方法

患者取舒适体位，将点燃的艾柱插入艾灸盒中，再将艾灸盒固定在施灸穴位上进行艾灸治疗 30 分钟，连续治疗 1 周。

（三）火龙罐综合灸

1. 治疗部位

腹部、背腰部。

2. 操作方法

以腹部及背腰部为施罐部位，结合揉、碾、推、按、点、摇、闪、振、熨、烫等不同手法正旋、反旋、摇拨、摇振罐体作用于皮肤肌肉组织，达到气化和序化作用，每个部位施罐 20 ~ 30 分钟，至皮肤微微发红发热，每日治疗 1 次，连续治疗 1 周或至症状缓解。

（四）耳穴压豆

1. 穴位选择

胃、脾、肝、肾。

2. 操作方法

患者取舒适体位，用酒精消毒后再将耳穴贴贴于以上各穴位，按压以感到酸、胀、麻为宜，每次治疗可留贴 2 ~ 3 天。嘱患者在放疗前、后自行按压耳穴，每穴每次 2 ~ 3 分钟，每日按压 3 ~ 5 次。

第十节　癌因性疲乏

一、概述

癌因性疲乏（cancer-related fatigue，CRF）是癌症及其治疗过程（包括化疗、放疗、靶向治疗等）中常见的并发症。2000 年美国国立综合癌症网络（national comprehensive cancer network，NCCN）指南将癌因性疲乏定义为与癌症和癌症的治疗相关的有关躯体、情感或认知方面的疲乏感或疲惫感，是一种痛苦的、持续的主观感觉，与近期的活动量无关，并且影响日常生活。研究表明，在接受抗癌治疗的患者中，癌因性疲乏发病率达 52% ~ 90%。癌因性疲乏的相关症状可以持续数月至数年，严重影响患者的生存质量及治疗疗效。

1. 中医对该病的认识

癌因性疲乏在祖国医学中属"虚劳"范畴。《素问·通评虚实论》曰："精气夺则虚。"表明虚劳以脏腑功能衰退、阴阳气血虚弱为主要病机，病位在五脏，尤与脾、肾、肝关系最为密切。肿瘤患者素体本虚，加之放化疗等多种外因作用于内，致脏腑阴阳气血亏虚，久而不愈发为本病，或可夹痰、夹湿、夹瘀。

2. 治疗原则

扶正固本，兼以驱邪。

二、中医特色疗法

（一）针刺疗法

1. 穴位选择

- 主穴：足三里、三阴交、气海、关元。

- 配穴：脾俞、肾俞、肝俞、心俞、胃俞、阴陵泉、内关、神门、合谷、百会、太冲、阳陵泉、血海、中脘。

2. 操作方法

穴位局部消毒后，选用一次性毫针进行针刺，采用针刺补法，每日 1 次，每次留针 30 分钟，7 天为一疗程，可在主穴加用艾灸。

（二）艾灸

1. 穴位选择

中脘、神阙、气海、关元、足三里、三阴交。

2. 操作方法

借助木质单孔艾灸盒艾灸 30 分钟。患者取舒适体位，将点燃的艾柱插入艾灸盒中，再将艾灸盒固定在施灸穴位上进行艾灸治疗 30 分钟，治疗 1 周为一疗程，可连续施灸至放疗结束，或可作为日常保健。

（三）火龙罐综合灸

1. 治疗部位

全身均可施罐。

2. 操作方法

结合患者不同临床表现，予揉、碾、推、按、点、摇、闪、振、熨、烫等不同手法正旋、反旋、摇拨、摇振罐体作用于皮肤肌肉组织，每个部位施罐 20 ~ 30 分钟，至皮肤微微发红发热，每日治疗 1 次，连续治疗 1 周或至症状缓解。

（四）督脉灸

1. 穴位选择

督脉诸穴及足太阳膀胱经穴之背俞穴。

2. 操作方法

患者取俯卧位，暴露背部，在大椎至腰俞的部位上敷督灸粉（香附、附子、桃仁、桂枝等），而后铺上桑皮纸，其上铺宽 10cm、厚 3cm 的生姜泥，于生姜泥上放置梭形艾炷点燃，施灸时间 30 分钟。

（五）中药热熨敷法

1.药物组成
吴茱萸、艾绒、粗盐。

2.治疗部位
足阳明胃经、足少阴肾经。

3.操作方法
将中药加热后沿经络走行进行热熨，每日 1 次，每次治疗 20 ~ 30 分钟。

4.注意事项
- 注意药包温度不宜过高，避免烫伤。
- 治疗部位皮肤破溃或皮疹者，不宜进行熨烫治疗。

（六）耳穴压豆

1.穴位选择
神门、皮质下、肝、脾、胃、肾、心、交感。

2.操作方法
患者取舒适体位，用酒精消毒后再将耳穴贴贴于以上各穴位处，按压各穴以感觉酸、麻、胀为宜，每次治疗可留贴 2 ~ 3 天。嘱患者在放疗前、后自行按压耳穴，每穴每次按压 2 ~ 3 分钟，每日可按压 3 ~ 5 次。

第 2 章　放疗常见并发症中医特色护理技术

第一节　针刺疗法

针刺疗法亦称毫针刺法，是使用不同型号的毫针，通过一定的手法，刺激机体一定的部位，或深或浅，循经感传，激发机体的抗病能力，乃至疏通经络，行气活血，调节脏腑功能，从而达到扶正祛邪，治疗疾病的目的。

一、适用范围

针刺疗法可用于内、外、妇、儿、五官以及麻醉等各科病证，尤其是各种痛证，效果迅速而显著，如头痛、胁痛、胃脘痛、腹痛、腰痛、痛经、牙痛、咽喉肿痛等。其适用于内科的中风、感冒、中暑、咳嗽、呃逆、呕吐、泄泻、痢疾、不寐、心悸、眩晕、癫狂、痫证等；外科的丹毒、疔疮、痄腮、乳痈、肠痈、扭伤、落枕等；妇科的月经不调、经闭、崩漏、滞产、回乳、胎位不正等；儿科的惊风、疳积、遗尿等。

二、评估

1. 病房环境，温湿度适宜。病房内温度控制在 18 ～ 22℃，相对湿度以 50% ~ 60% 为宜。

2. 患者既往史、当前主要症状、发病部位及相关因素。

3. 患者凝血功能，有无出血病史或出血倾向。

4. 患者对疼痛的耐受程度。

5. 患者的精神状态、体质，以及针刺局部皮肤情况，有无硬结、红肿、溃疡等。

6. 患者心理状况、耐受程度、合作程度。

三、告知

1. 针刺疗法的作用、简单操作方法。

2. 针刺皮肤会引起轻微疼痛和产生酸、麻、胀、重等感觉或向远处传导，即为"得气"。如果出现局部明显刺痛则告知施针者。

3. 空腹不宜施针，施针过程中出现晕针表现，如头昏、眼花、恶心、颜面苍白、心慌出汗等不适时及时告知护士。

4. 针刺部位保持干燥 24 小时，防止局部感染。

四、物品准备

治疗盘、毫针盒（内备各种一次性毫针）、皮肤消毒液、棉签、弯盘、锐器盒，必要时备大毛巾、屏风。

五、基本操作方法

1. 核对医嘱，评估患者，做好解释，嘱患者排空二便，调节病室温度。

2. 衣帽整齐，洗手，戴口罩。

3. 备齐用物，携至床旁，核对患者姓名、床号、住院号或门诊编号、腕带、诊断等，做好解释。

4. 协助患者松开衣物，据针刺部位，取合理体位。

5. 选好穴后，先用拇指按压穴位，找出敏感点。

6. 严格消毒进针部位，按针刺深浅和患者胖瘦，选取合适的毫针，同时检查针柄是否松动，针身和针尖是否弯曲或带钩。术者消毒手指。

7. 根据针刺部位，选择相应进针方法，正确进针。

8. 当刺入一定深度时，患者局部产生酸、麻、胀、重等感觉或向远处传导，即为"得气"。得气后调节针感，一般留针 15 ~ 30 分钟。间隔 5 ~ 10 分钟行针一次，或可用电针仪持续刺激穴位，行针时根据患者的体质及病症施以捻、转、提、插补泻手法。

9. 在针刺及留针过程中，密切观察有无晕针、滞针、折针等情况。如有意外发生，需紧急处理。

10. 起针：一般用左手拇（食）指端按压在针孔周围皮肤处，右手持针柄慢慢捻动将针尖退至皮下，迅速拔出，随即用无菌棉签轻压针孔片刻，防止出血。最后检查针数，以防遗漏。

11. 操作完毕，再次查对。协助患者穿好衣服，取舒适卧位，整理床单位，整理用物，洗手。

12. 记录患者针刺前后的情况、反应及效果，并签名。

六、注意事项

1. 患者过于饥饿、疲劳，精神过于紧张不宜立即进行针刺。对身体瘦弱、气血亏虚的患者，针刺手法不宜过重，并应尽量选用卧位进行针刺。

2. 妇女怀孕 3 个月以内者，下腹部腧穴禁针；怀孕 3 个月以上者，腹部及腰骶部腧穴也不宜针刺。至于三阴交、合谷、昆仑、至阴等一些具有通经活血作用的腧穴，孕妇更应禁针；即使在平时，妇女若不因调经需要，也应慎用；对习惯性流产者，应禁用。

3. 小儿头部囟门未合时，其所在部位的腧穴不宜针刺。

4. 皮肤有感染、溃疡、瘢痕或肿瘤的部位，以及深部脓疡的局部，均不宜针刺。

5. 常有自发性出血或出血不止的患者，不宜针刺。

6. 在对位于神经干或神经根部位的腧穴进行针刺时，若患者出现电击样放射感，应立即停针或稍退针少许，不宜再作大幅度反复捻转提插，以免损伤神经组织。

7. 针刺过程中严密观察患者的反应，如有意外，应紧急处理。

8. 起针时要核对穴位及针数，以免将毫针遗留在患者身上。

9. 对胸胁、腰背部位的穴位，不宜直刺、深刺，以免刺伤内脏。

七、针刺技术操作流程图（图9）

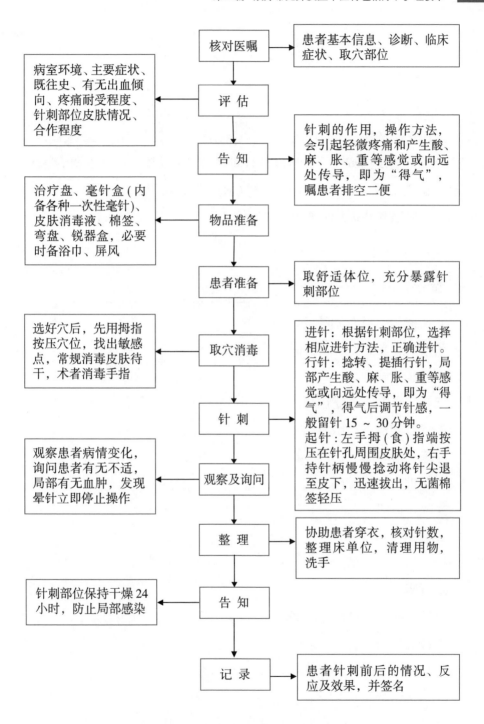

核对医嘱 → 患者基本信息、诊断、临床症状、取穴部位

病室环境、主要症状、既往史、有无出血倾向、疼痛耐受程度、针刺部位皮肤情况、合作程度 ← 评估

告知 → 针刺的作用，操作方法，会引起轻微疼痛和产生酸、麻、胀、重等感觉或向远处传导，即为"得气"，嘱患者排空二便

治疗盘、毫针盒（内备各种一次性毫针）、皮肤消毒液、棉签、弯盘、锐器盒，必要时备浴巾、屏风 ← 物品准备

患者准备 → 取舒适体位，充分暴露针刺部位

选好穴后，先用拇指按压穴位，找出敏感点，常规消毒皮肤待干，术者消毒手指 ← 取穴消毒

针刺 → 进针：根据针刺部位，选择相应进针方法，正确进针。行针：捻转、提插行针，局部产生酸、麻、胀、重等感觉或向远处传导，即为"得气"，得气后调节针感，一般留针15～30分钟。起针：左手拇（食）指端按压在针孔周围皮肤处，右手持针柄慢慢捻动将针尖退至皮下，迅速拔出，无菌棉签轻压

观察患者病情变化，询问患者有无不适，局部有无血肿，发现晕针立即停止操作 ← 观察及询问

整理 → 协助患者穿衣，核对针数，整理床单位，清理用物，洗手

针刺部位保持干燥24小时，防止局部感染 ← 告知

记录 → 患者针刺前后的情况、反应及效果，并签名

图 9　针刺技术操作流程图

第二节　揿针疗法

揿针疗法又称"埋针疗法"，是以特制的小型针具刺入表皮较浅部位，固定于腧穴的皮内或皮下，通过长时间刺激皮部及腧穴，可以调节络脉、经脉、脏腑的机能，达到疏通经络气血、调节脏腑阴阳、治疗各种疾病的目的，具有作用时间长、操作方便的特点。

一、适用范围

1. 肌肉骨骼系统和结缔组织

颈椎病、肩周炎、腰椎间盘突出、膝骨性关节炎。

2. 眼和附器

近视、睑腺炎（麦粒肿）。

3. 皮肤和皮下组织

痤疮、扁平疣。

4. 精神和行为障碍

失眠、抑郁。

5. 妇科

痛经、月经不调。

6. 呼吸系统

呃逆、哮喘、过敏性鼻炎。

7. 神经系统

面肌痉挛、眼睑痉挛、偏头痛、三叉神经痛。

8. 消化系统

便秘、腹胀、消化不良，肿瘤放疗后恶心、呕吐。

9.内分泌、营养和代谢病

肥胖（减肥）、消瘦。

二、评估

1.病房环境，温湿度适宜。病房内温度控制在 18 ~ 22℃，相对湿度以 50% ~ 60% 为宜。

2.主要症状、既往史、晕针史、是否妊娠或处于月经期、凝血机制。

3.留针部位皮肤情况。

4.患者对疼痛的耐受程度。

5.患者心理状况、对治疗接受程度及合作程度。

三、告知

1.揿针疗法的作用、简单操作方法及局部感受，取得患者合作。

2.埋针期间针处避免打湿，以免感染。

3.埋针期间对留针部位进行按压，使之得气，不要自行拔出揿针。

4.埋针时间：一般以 1 ~ 3 天为宜。天气较凉爽时间适当延长，天气炎热适当缩短，不超过 2 天。两次埋针间隔时间：同一穴位起针后 1 周可再次埋针，不同穴位可以连续进行治疗。若为疼痛性疾病，埋针时间以疼痛缓解为度，不一定持续数日。

四、物品准备

治疗盘、揿针、75% 酒精或碘伏、棉签、镊子、锐器盒等，必要时备屏风和大毛巾。

五、基本操作方法

1. 核对医嘱，评估患者，遵照医嘱确定取穴部位，嘱其排空二便，做好解释。

2. 根据部位选取合适规格的揿针，备齐用物，携至床旁。

3. 协助患者取合理体位，松开衣物，注意保护隐私及保暖。

4. 遵医嘱选定穴位，并询问患者取穴处是否有"得气"感觉。

5. 用75%酒精或碘伏按常规消毒取穴局部皮肤，消毒术者左手食指、拇指。

6. 以左手食指、拇指按压穴位上下皮肤，稍用力绷紧固定皮肤，右手用镊子夹住揿针，针尖对准穴位，垂直轻轻刺入，用拇指或食指指腹按压加强刺激。

7. 观察患者埋针部位，询问患者有无不适。若患者感觉刺痛，应将针取出重埋，或者更换穴位。

8. 埋针时间的长短，可根据病情和季节而定：天气炎热时，一般埋针1～2天；天气凉爽时，可延长至3～7天。埋针期间，每隔4小时左右用手指按压埋针部位1～2分钟，以加强刺激，增进疗效。

9. 取针时用镊子夹住揿针的胶贴一端，轻轻地剥离，揿针即能取出。起针后，用干棉签按压针孔片刻，以防出血。

10. 操作完毕，协助患者穿衣，取舒适体位，整理床单位。

11. 处理用物：一人一针一丢弃。

六、注意事项

1. 局部皮肤有炎症、溃疡、外伤，或有出血倾向及水肿的患者禁用。

2. 埋针期间，如患者感觉疼痛或肢体活动受限，应立即起针，进行适当处理，必要时改选穴位重新埋针。

3. 关节附近不可埋针。

4. 埋针处不宜沾水。夏季多汗时，要检查埋针处有无汗浸、皮肤发红等，埋针时间不超过 2 天，以防感染。如见发红、疼痛要及时检查，如有感染迹象立即取针。埋针处发生疼痛可以调整针的深度、方向，调整无效时，可能存在炎症反应，应立即取针。

5. 患者可以用手指间断按压针柄，每日 3 ～ 4 次，每次约 1 ～ 2 分钟，以可耐受为度，以加强刺激，提高疗效。但应注意手卫生，两次按压间隔 4 小时。

6. 若埋针处已发生感染，应给予常规外科清创、消毒、包扎处理。如有发热等全身反应时，适当给予抗生素或口服清热解毒中药治疗。

七、揿针技术操作流程图（图 10）

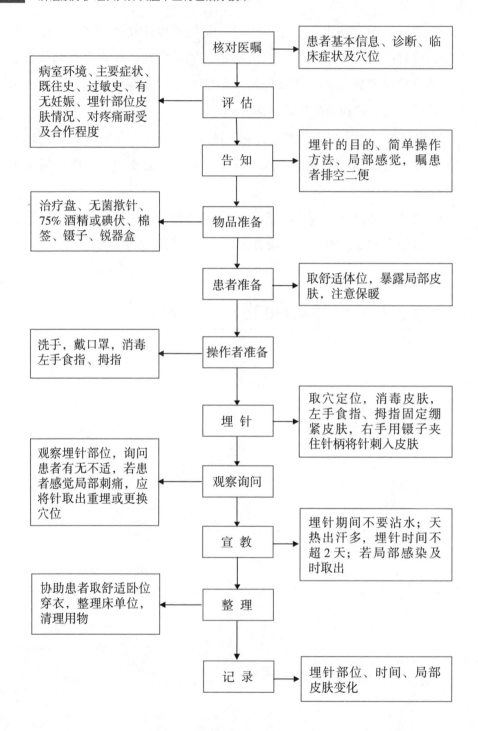

核对医嘱 → 患者基本信息、诊断、临床症状及穴位

病室环境、主要症状、既往史、过敏史、有无妊娠、埋针部位皮肤情况、对疼痛耐受及合作程度 ← 评 估

告 知 → 埋针的目的、简单操作方法、局部感觉，嘱患者排空二便

治疗盘、无菌揿针、75%酒精或碘伏、棉签、镊子、锐器盒 ← 物品准备

患者准备 → 取舒适体位，暴露局部皮肤，注意保暖

洗手，戴口罩，消毒左手食指、拇指 ← 操作者准备

埋 针 → 取穴定位，消毒皮肤，左手食指、拇指固定绷紧皮肤，右手用镊子夹住针柄将针刺入皮肤

观察埋针部位，询问患者有无不适，若患者感觉局部刺痛，应将针取出重埋或更换穴位 ← 观察询问

宣 教 → 埋针期间不要沾水；天热出汗多，埋针时间不超2天；若局部感染及时取出

协助患者取舒适卧位穿衣，整理床单位，清理用物 ← 整 理

记 录 → 埋针部位、时间、局部皮肤变化

图 10 揿针技术操作流程图

第三节 腕踝针疗法

腕踝针疗法是用毫针在腕、踝部特定的进针点，循人体纵轴行真皮下浅刺以治疗疾病的一种特殊针刺疗法。

一、适用范围

腕踝针适用于治疗各系统的痛症，如急性腰扭伤、肩周炎、痛风、神经性疼痛、头痛、痛经、癌性疼痛、术后疼痛等。

二、评估

1. 病房环境，温湿度适宜。病房内温度控制在 18 ~ 22℃ , 相对湿度以 50% ~ 60% 为宜。

2. 患者主要症状、既往史、晕针史、过敏史、有无出血倾向。

3. 患者疼痛部位、疼痛性质、疼痛评分、伴随症状、止痛药使用情况及对疼痛的耐受程度。

4. 患者施针部位皮肤情况，应避开破损、溃疡、瘢痕、肿胀、皮疹等部位。

5. 患者心理状况、对治疗的接受程度及合作程度。

三、告知

1. 穿刺进针时皮肤会有轻微疼痛，行针时无疼痛感，如有疼痛或其他不适及时告知护士。

2. 留针后可适当活动, 但避免剧烈活动, 注意针刺部位有无疼痛不适。

3. 留针期间不可自行拔出毫针。

4. 嘱其注意休息，做好四肢保暖，保证充足睡眠，如有头晕、皮下出血等不适，及时告知。

四、用物准备

治疗盘、0.25mm×25mm 毫针、酒精棉球、一次性无菌敷贴、污物杯、手消剂，必要时备大毛巾、屏风、垫枕。

五、基本操作方法

1. 核对医嘱，评估患者，做好解释，嘱患者排空二便。

2. 备齐用物，携至床旁并核对。

3. 协助患者取舒适体位，暴露局部皮肤，注意保暖。

4. 根据患者病症，按腕踝针的分区选穴原则选择正确的针刺部位。

5. 常规消毒皮肤，以进针点为中心，直径大于 5cm，检查毫针有效期、有无弯折，针尖有无带钩等情况。

6. 进针：再次确认针刺部位，左手固定针刺点下部，右手持针柄，针尖朝向病变端，针身与皮肤成 30° 快速刺入皮下浅层。

7. 行针及留针：穿刺者感觉针下松软，患者无酸麻胀痛感，针体自然垂倒贴近皮肤表面，轻轻推进针体。行针过程中询问患者有无不适，若其有酸麻胀痛感，应及时调整针的深度和方向。用一次性无菌敷贴固定针柄，让患者活动针刺侧肢体，询问患者有无不适，如有不适要及时告知护士；一般留针 30 分钟，最长不超过 24 小时。

8. 观察有无弯针、晕针、折针及皮下出血等情况，询问留针后有无不适。

9. 起针：一手捻动针柄，将针退至皮下，迅速拔出，另一手拇（食）指按压针孔周围皮肤，轻压片刻，以防出血；检查针数，防遗漏；再次评估疼痛。

10. 向患者做好宣教，协助患者取舒适体位穿衣，整理床单位。

11. 整理用物，洗手，记录。

12. 用物处理：一人一针一丢弃。

六、注意事项

1. 如穴点皮下有较粗的血管或针刺入后显著疼痛时，进针点宜适当移位。移动进针点应注意遵循移点不离线的原则，即沿纵线方向移位，不能横向移位。

2. 进针方向以朝向病端为原则，针刺方向一般朝上。如果病症在手足部位，则针刺方向朝下（手足方向）。

3. 要求针身与皮肤成30°，皮下浅刺，针身仅在真皮下，即横卧真皮下，针刺方向朝向症状端。

4. 若针刺过程中出现晕针意外，应迅速取针，并嘱患者平卧。

5. 行针以针下有松软感为宜，不捻转不提插，一般无酸麻胀痛感，如出现针感，应及时调整进针的深度和方向。

6. 患者在饥饿、疲乏或精神高度紧张时不宜针刺，皮肤有感染、溃疡、瘢痕、高度水肿或肿瘤处部位不宜针刺，有出血倾向者不宜针刺。女性在月经期、妊娠3个月内者不宜针刺双侧下1区。

七、腕踝针技术操作流程图（图11）

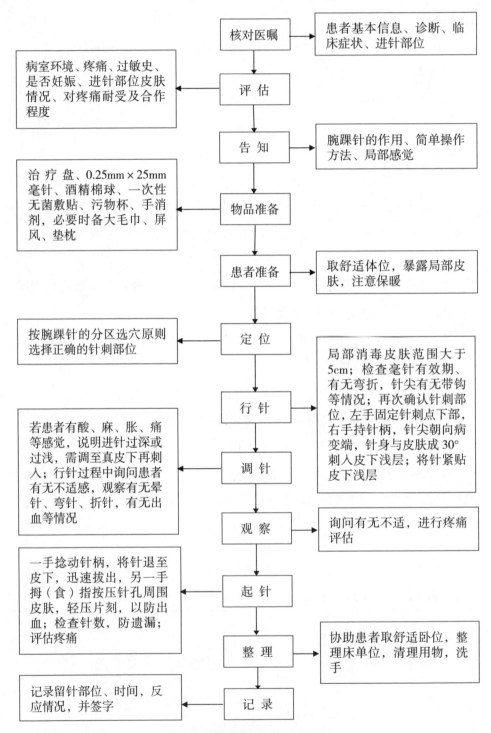

核对医嘱 → 患者基本信息、诊断、临床症状、进针部位

病室环境、疼痛、过敏史、是否妊娠、进针部位皮肤情况、对疼痛耐受及合作程度 ← 评估

告知 → 腕踝针的作用、简单操作方法、局部感觉

治疗盘、0.25mm×25mm毫针、酒精棉球、一次性无菌敷贴、污物杯、手消剂，必要时备大毛巾、屏风、垫枕 ← 物品准备

患者准备 → 取舒适体位，暴露局部皮肤，注意保暖

按腕踝针的分区选穴原则选择正确的针刺部位 ← 定位

行针 → 局部消毒皮肤范围大于5cm；检查毫针有效期、有无弯折、针尖有无带钩等情况；再次确认针刺部位，左手固定针刺点下部，右手持针柄，针尖朝向病变端，针身与皮肤成30°刺入皮下浅层；将针紧贴皮下浅层

若患者有酸、麻、胀、痛等感觉，说明进针过深或过浅，需调至真皮下再刺入；行针过程中询问患者有无不适感，观察有无晕针、弯针、折针，有无出血等情况 ← 调针

观察 → 询问有无不适，进行疼痛评估

一手捻动针柄，将针退至皮下，迅速拔出，另一手拇（食）指按压针孔周围皮肤，轻压片刻，以防出血；检查针数，防遗漏；评估疼痛 ← 起针

整理 → 协助患者取舒适卧位，整理床单位，清理用物，洗手

记录留针部位、时间，反应情况，并签字 ← 记录

图 11　腕踝针技术操作流程图

第四节 刺络放血疗法

中医刺络放血疗法是指用三棱针、皮肤针等针具，在患者浅表血络或一定部位放出适量血液，以防病治病的一种外治方法。

一、适用范围

刺络放血疗法适用于急证、热证、实证、瘀证、痛证等。其优势病种包括头痛、面瘫、发热、扭伤、痔疮、腱鞘囊肿、肩周炎、乳腺炎、小儿疳积、带状疱疹、痤疮、麦粒肿、急性结膜炎、急性扁桃体炎等。

二、评估

1. 病房环境，温湿度适宜。病房内温度控制在 18 ~ 22℃，相对湿度以 50% ~ 60% 为宜。

2. 患者既往史、当前主要症状、辨证分型、发病部位及相关因素。

3. 患者凝血功能，有无出血病史或出血倾向。

4. 患者对疼痛的耐受程度。

5. 患者的精神状态、体质，以及局部有无硬结、红肿、溃疡等不宜刺络放血疗法的状况。

6. 患者心理状况、耐受程度、合作程度。

三、告知

1. 刺络放血的作用、简单操作方法。

2. 针刺皮肤会有轻微疼痛，放血过程中出现头昏、眼花、恶心、颜面苍白、心慌出汗等不适现象，及时告知护士。

3. 刺络放血过程中避免剧烈活动，注意针刺部位有无疼痛不适。

4. 刺络放血后适当休息，不要剧烈运动，保持针刺部位干燥 24 小时。

四、物品准备

治疗车、治疗盘（内放一次性三棱针）、碘伏、无菌棉签、无菌敷贴、无菌手套、弯盘、垫巾、打火机、酒精灯、镊子、95% 酒精棉球、消毒后的玻璃罐、5ml 注射器等。

五、基本操作方法

1. 核对医嘱，评估患者，做好解释，嘱患者排空二便，根据季节调节病室温度。

2. 衣帽整齐，洗手，戴口罩。

3. 备齐用物，携至患者床旁，协助患者取舒适体位，必要时屏风遮挡，做好解释以取得配合。

4. 暴露刺络部位，用左手拇、食指向针刺部位上下推按，使局部充血。常规消毒后，右手拇、食指挟持针柄，中指紧贴针体下端，裸露针尖，对准所刺部位迅速刺入 1 ~ 2mm，随即将针迅速退出，令其自然出血，或轻轻挤压针孔周围以助瘀血排出。也可用右手持 5ml 注射器针头对准所刺部位迅速刺入 1 ~ 2mm，将针头退出，随即用火罐扣在针刺部位，利用罐内负压吸出局部瘀血，达到预计出血量后，取下火罐。用无菌纱布擦拭干净血迹，观察局部不出血后再贴无菌敷贴。

5. 操作过程中注意和患者沟通交流，观察患者反应，防止刺激强度过大，出现晕针、晕血。

6. 协助患者取舒适体位，整理床单位，清理用物，洗手，记录签名。嘱患者保持针刺部位干燥 24 小时，防止局部感染。

六、注意事项

1. 严格执行无菌技术操作原则，以免局部感染。

2. 熟悉解剖部位，切勿刺伤深部动脉、静脉血管，以及神经和淋巴管。

3. 针刺宜浅，手法轻快，出血不宜太多，注意控制出血量。

4. 年老体弱、血小板低、血压低者应当慎用；凡有出血倾向、凝血功能障碍者或癌肿局部禁用此方法。

5. 操作时应避开动脉血管和高度曲张的静脉以及静脉大血管，选取较小的静脉血管进针，以控制出血量。

七、刺络放血技术操作流程图（图 12）

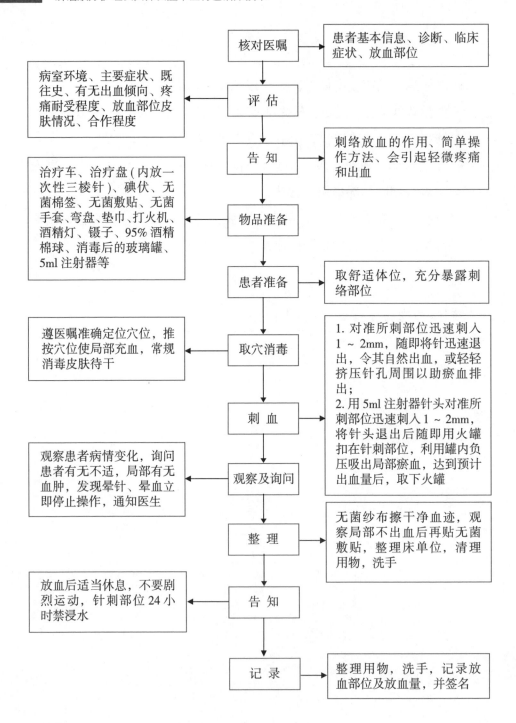

核对医嘱 → 患者基本信息、诊断、临床症状、放血部位

病室环境、主要症状、既往史、有无出血倾向、疼痛耐受程度、放血部位皮肤情况、合作程度 ← 评估

告知 → 刺络放血的作用、简单操作方法、会引起轻微疼痛和出血

治疗车、治疗盘（内放一次性三棱针）、碘伏、无菌棉签、无菌敷贴、无菌手套、弯盘、垫巾、打火机、酒精灯、镊子、95%酒精棉球、消毒后的玻璃罐、5ml注射器等 ← 物品准备

患者准备 → 取舒适体位，充分暴露刺络部位

遵医嘱准确定位穴位，推按穴位使局部充血，常规消毒皮肤待干 ← 取穴消毒

1. 对准所刺部位迅速刺入1～2mm，随即将针迅速退出，令其自然出血，或轻轻挤压针孔周围以助瘀血排出；
2. 用5ml注射器针头对准所刺部位迅速刺入1～2mm，将针头退出后随即用火罐扣在针刺部位，利用罐内负压吸出局部瘀血，达到预计出血量后，取下火罐 ← 刺血

观察患者病情变化，询问患者有无不适，局部有无血肿，发现晕针、晕血立即停止操作，通知医生 ← 观察及询问

无菌纱布擦干净血迹，观察局部不出血后再贴无菌敷贴，整理床单位，清理用物，洗手 ← 整理

放血后适当休息，不要剧烈运动，针刺部位24小时禁浸水 ← 告知

记录 → 整理用物，洗手，记录放血部位及放血量，并签名

图12 刺络放血技术操作流程图

第五节 穴位贴敷法

穴位贴敷法是指在人体一定穴位上贴敷药物，通过药物的经皮吸收，刺激局部经络穴位，激发全身经气，发挥药物和穴位的共同作用，达到通经活络、平衡脏腑、活血化瘀、消肿止痛、行气消痞、扶正强身作用的一种外治方法。

一、适用范围

适用于放疗后恶心、呕吐，放射性口腔黏膜炎、食管炎、胃炎、肠炎，恶性肿瘤，各种疮疡及跌打损伤等疾病引起的疼痛，呼吸系统疾病引起的咳喘等症状。

二、评估

1.病房环境，温湿度适宜。病房内温度控制在 18 ~ 22℃，相对湿度以 50% ~ 60% 为宜。

2.主要症状、既往史、药物及敷料过敏史，是否妊娠。

3.贴敷部位的局部皮肤情况。

4.患者心理状况、合作程度。

三、告知

1.穴位贴敷法的作用、简单操作方法。

2.出现皮肤微红、痒、热、微痛等感觉或皮肤有轻微色素沉着为正常现象，不必过多担心。若出现范围较大、程度较重的皮肤红斑、瘙痒、丘疹、水疱等，应立即告知护士。

3. 穴位贴敷时间一般为 6～8 小时。可根据病情、年龄、药物、季节调整时间，小儿酌减。

4. 避免空调冷风直吹在贴敷部位，以防受凉，影响药物吸收。

5. 可适当活动，但不要剧烈运动。若出现敷贴松动或脱落，及时告知护士。

四、物品准备

治疗盘、配制好的中药粉、透气胶贴、透皮净，必要时备屏风、大毛巾。

五、基本操作方法

1. 核对医嘱，评估患者，做好解释，注意保暖。

2. 根据穴位选择大小合适的透气胶贴；用专用透皮净调配好药物，干湿度适宜，并均匀涂抹在透气胶贴上，厚薄适中，备用。

3. 备齐用物，携至床旁，根据贴敷部位，协助患者取适宜的体位，充分暴露患处，必要时用屏风遮挡患者。

4. 遵医嘱取穴并将药物贴敷于穴位上，轻压敷贴边缘使敷贴与皮肤完全贴合。

5. 观察患者局部皮肤，询问有无不适感。

6. 操作完毕，协助患者取舒适体位，整理床单位。

7. 清理用物，做好记录并签名。

六、注意事项

1. 孕妇的脐部、腹部、腰骶部及某些敏感穴位，如合谷、三阴交等处都不宜贴敷，以免局部刺激引起流产。

2. 药物应均匀涂抹于透气胶贴中央，厚薄一般以 0.2 ~ 0.5cm 为宜，干湿度适宜，避免过湿造成药液渗透出敷贴，污染患者衣物。

3. 贴敷部位应交替使用，不宜单个部位连续贴敷。

4. 除拔毒外，患处有红肿及溃烂时不宜贴敷药物，以免发生化脓性感染。

5. 对于残留在皮肤上的药物或色素，不宜采用肥皂或刺激性物品擦洗。

6. 贴敷后若出现范围较大、程度较重的皮肤红斑、瘙痒、丘疹、水疱等过敏现象，应暂停贴敷，报告医师，配合处理。

七、穴位贴敷技术操作流程图（图 13）

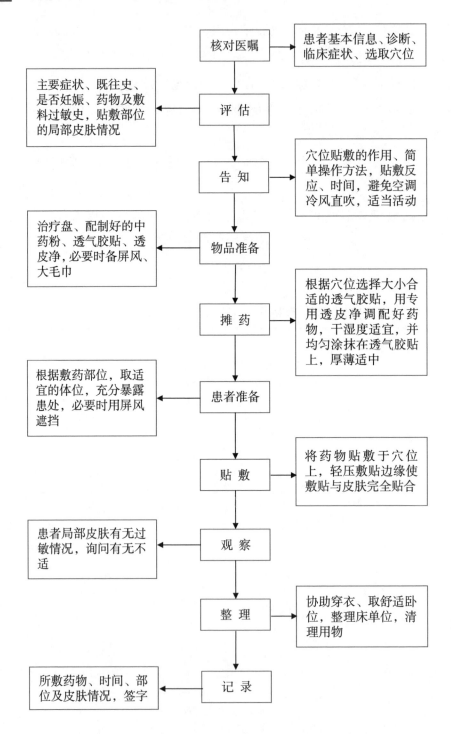

核对医嘱 → 患者基本信息、诊断、临床症状、选取穴位

评 估 → 主要症状、既往史、是否妊娠、药物及敷料过敏史、贴敷部位的局部皮肤情况

告 知 → 穴位贴敷的作用、简单操作方法，贴敷反应、时间，避免空调冷风直吹，适当活动

物品准备 → 治疗盘、配制好的中药粉、透气胶贴、透皮净，必要时备屏风、大毛巾

摊 药 → 根据穴位选择大小合适的透气胶贴，用专用透皮净调配好药物，干湿度适宜，并均匀涂抹在透气胶贴上，厚薄适中

患者准备 → 根据敷药部位，取适宜的体位，充分暴露患处，必要时用屏风遮挡

贴 敷 → 将药物贴敷于穴位上，轻压敷贴边缘使敷贴与皮肤完全贴合

观 察 → 患者局部皮肤有无过敏情况，询问有无不适

整 理 → 协助穿衣、取舒适卧位，整理床单位，清理用物

记 录 → 所敷药物、时间、部位及皮肤情况，签字

图 13 穴位贴敷技术操作流程图

第六节　艾箱灸法

艾箱灸法是将艾绒制成的艾条点燃后放于灸箱内，放置于穴位或病痛部位之上进行艾灸的疗法，通过艾草的温热和药力作用刺激穴位或病痛部位，达到温经散寒、扶阳固脱、消瘀散结、防治疾病的功效，属于艾灸技术范畴。

一、适用范围

适用于放疗后恶心、呕吐，放射性肠炎，骨髓抑制；各种慢性虚寒型疾病及寒湿所致疼痛，如胃脘痛、腰背酸痛、四肢关节疼痛、痛经等；中气不足所致急性腹痛、吐泻、四肢不温等症状。

二、评估

1. 病房环境，温湿度适宜。病房内温度控制在 18 ~ 22℃，相对湿度以 50% ~ 60% 为宜。

2. 患者主要症状、既往史及是否妊娠。

3. 有无出血病史或出血倾向、哮喘病史或艾绒过敏史。

4. 患者对热、气味的耐受程度。

5. 施灸部位皮肤情况。

6. 患者心理状况、合作程度。

三、告知

1. 艾灸的作用、简单操作方法。

2. 施灸过程中出现头昏、眼花、恶心、颜面苍白、心慌出汗等不适现象，及时告知护士。

3. 个别患者在治疗过程中艾灸部位可能出现水疱。

4. 艾灸治疗后注意保暖，避免冷风直吹，饮食宜清淡，避免进食寒凉之物。

四、物品准备

艾条、艾箱、治疗盘、打火机、广口瓶、纱布，必要时备浴巾、屏风、计时器。

五、基本操作方法

1. 核对医嘱，评估患者，做好解释。

2. 备齐用物，将艾条一头点燃，置于艾箱的固定孔内，调整插入的深度，携用物至床旁。

3. 根据治疗部位，协助患者取合理、舒适体位。

4. 遵医嘱确定施灸部位，充分暴露施灸部位，注意保护隐私及保暖。距离以患者感觉到温热但无灼痛为限度。

5. 施灸结束，取下艾箱，纱布清洁局部皮肤，将剩余的艾条插入广口瓶内熄灭艾火。

6. 协助患者穿衣，取舒适卧位。

7. 酌情开窗通风，注意保暖，避免吹对流风。

六、注意事项

1. 大血管处，孕妇腹部、腰骶部，皮肤感染、溃疡、瘢痕处，有出血倾向者不宜施灸。空腹或餐后 1 小时左右不宜施灸。

2. 一般情况下，施灸顺序为自上而下，先头身，后四肢。

3. 施灸时防止艾灰脱落烧伤皮肤或衣物。

4. 注意观察皮肤情况，对糖尿病、肢体麻木及感觉迟钝的患者，尤应注意防止烧伤。

5. 如局部出现小水疱，无须处理，待其自行吸收；水疱较大，可用无菌注射器抽吸疱液，用无菌纱布覆盖。

七、艾箱灸技术操作流程图（图 14）

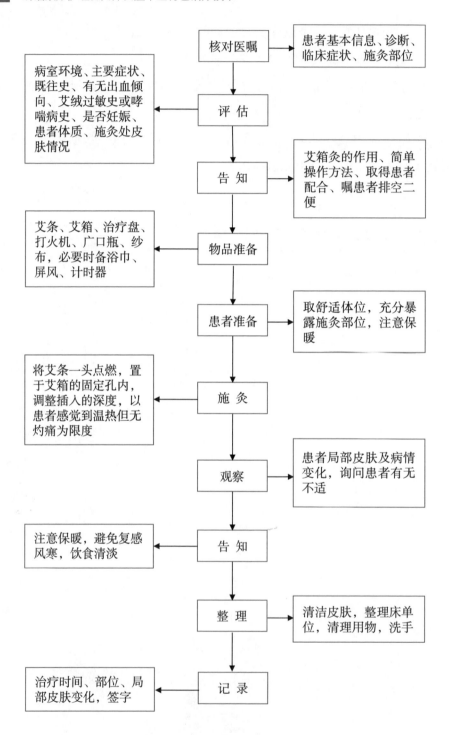

图 14　艾箱灸技术操作流程图

第七节　督脉灸疗法

督灸又称"督脉灸""铺灸"，属于隔物灸的一种，是指在督脉的脊柱段施以"隔药灸"并使之发疱的一种独特施灸方法，具有施灸面积广，艾炷大，时间长，火力足，温通力强的特点，作用胜过一般灸法。

一、适用范围

适合于督脉诸证和慢性、虚寒性疾病。如痹证（强直性脊柱炎等）、腰痛（腰椎间盘膨出、腰肌劳损、急性腰扭伤等）、呼吸系统疾病（慢性支气管炎、鼻炎、支气管哮喘、肺气肿等）、慢性胃肠疾病、产后身痛等。

二、评估

1. 病房环境，温湿度适宜。病房内温度控制在 18 ~ 22℃，相对湿度以 50% ~ 60% 为宜。

2. 患者既往史、当前主要症状、辨证分型、发病部位及相关因素。

3. 有无出血病史或出血倾向、哮喘病史或艾绒过敏史。

4. 患者对热、气味的耐受程度。

5. 患者的精神状态、体质，以及背部皮肤情况。

6. 患者心理状况、合作程度。

三、告知

1. 督灸的作用、简单操作方法。

2. 施灸过程中出现头昏、眼花、恶心、颜面苍白、心慌出汗等不适现象，及时告知护士。

3. 个别患者在治疗过程中艾灸部位可能出现水疱。

4. 艾灸治疗后注意保暖，避免冷风直吹，饮食宜清淡，避免进食寒凉之物。

四、物品准备

治疗盘、弯盘、艾绒、打火机、纱布、小铲子、姜汁、生姜末 2.5 ～ 3kg、治疗巾、中药粉、浴巾，必要时备屏风、烧伤膏。

五、基本操作方法

1. 核对医嘱，评估患者，做好解释，嘱患者排空二便。

2. 协助患者俯卧，暴露背部，注意保暖和保护患者隐私。

3. 定穴：大椎至腰俞。

4. 铺灸：在施灸部位涂抹姜汁，再均匀撒上少量督灸粉。把姜末铺放在施灸部位，铺成底宽 3cm，顶宽 2.5cm，高为 2.5cm，长度为大椎至腰阳关的长梯形。在姜末上放置艾绒，长度与姜末相同。

5. 施灸：在艾绒的上、中、下三个点点燃艾绒，待艾绒自燃尽后更换艾绒，共燃烧 3 次艾绒。

6. 待第 3 次艾绒烧尽后取下姜末，用纱布轻轻擦干净皮肤。

7. 观察患者有无不适。

8. 协助患者穿衣，整理床单位，清理用物，洗手。

9. 详细记录治疗后的客观情况并签名。

六、注意事项

1. 患者空腹或餐后 1 小时左右不宜施灸；有出血倾向者不宜施灸；凡是实热证、阴虚发热者不宜施灸；不能俯卧、严重咳嗽者不宜施灸。

2. 一般情况下，施灸顺序为自上而下，从大椎至腰俞施灸。

3. 防止艾灰脱落烧伤皮肤或衣物。

4. 注意皮肤情况，对糖尿病、肢体感觉障碍的患者，需谨慎控制施灸强度，防止烧伤。

5. 施灸后，局部出现小水疱，无须处理，可自行吸收；如水疱较大，用无菌注射器抽出疱液，并以无菌纱布覆盖。

6. 在施灸时，不要让凉风吹到施灸部位，在夏天施灸时不要吹风扇或开空调，否则冷热失衡着凉，艾灸适得其反。冬天艾灸要注意保暖，可用被子或大毛巾盖着施灸部位。

7. 燃烧过的艾绒应放入盛水的治疗碗内，以免引发火灾。

8. 施灸完毕给患者饮用适量的温开水。

七、督脉灸技术操作流程图（图 15）

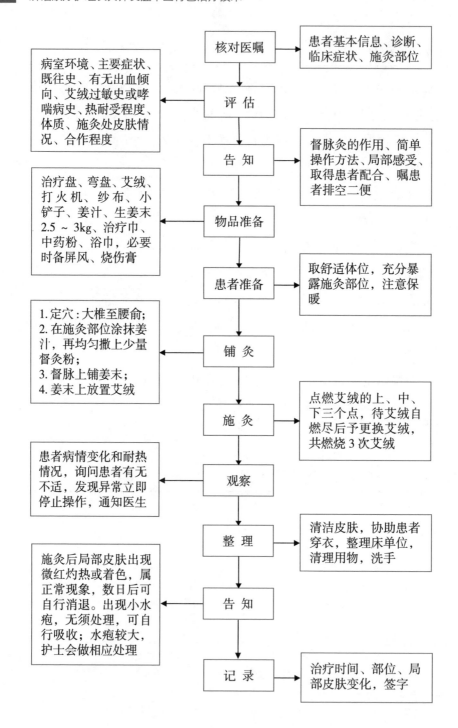

核对医嘱 → 患者基本信息、诊断、临床症状、施灸部位

病室环境、主要症状、既往史、有无出血倾向、艾绒过敏史或哮喘病史、热耐受程度、体质、施灸处皮肤情况、合作程度 ← **评 估**

告 知 → 督脉灸的作用、简单操作方法、局部感受、取得患者配合、嘱患者排空二便

治疗盘、弯盘、艾绒、打火机、纱布、小铲子、姜汁、生姜末2.5～3kg、治疗巾、中药粉、浴巾，必要时备屏风、烧伤膏 ← **物品准备**

患者准备 → 取舒适体位，充分暴露施灸部位，注意保暖

1.定穴：大椎至腰俞；2.在施灸部位涂抹姜汁，再均匀撒上少量督灸粉；3.督脉上铺姜末；4.姜末上放置艾绒 ← **铺 灸**

施 灸 → 点燃艾绒的上、中、下三个点，待艾绒自燃尽后予更换艾绒，共燃烧3次艾绒

患者病情变化和耐热情况，询问患者有无不适，发现异常立即停止操作，通知医生 ← **观 察**

整 理 → 清洁皮肤，协助患者穿衣，整理床单位，清理用物，洗手

施灸后局部皮肤出现微红灼热或着色，属正常现象，数日后可自行消退。出现小水疱，无须处理，可自行吸收；水疱较大，护士会做相应处理 ← **告 知**

记 录 → 治疗时间、部位、局部皮肤变化，签字

图15 督脉灸技术操作流程图

第八节　火龙罐综合灸疗法

　　火龙罐综合灸借助火龙罐这种特殊罐体工具，在罐体内点燃道地药材蕲艾制成的艾炷，如火龙之口，具有较好的驱寒、除湿、化瘀的功效，是一种集推拿、艾灸、揉痧、点穴、熨烫于一体的中医康复理疗技术。该疗法结合点、振、叩、碾、推、按、拨、揉、熨、烫十种手法，通过热、药、压三者之间的协同作用来达到调节阴阳、疏通经络、行气活血、软坚散结的目的。

一、适用范围

　　1.脊柱软伤病症：颈椎病、腰椎间盘突出症、强直性脊柱炎等。

　　2.腰背部肌肉损伤：背痛、急性腰扭伤、局部肌肉拉伤等。

　　3.胃肠疾病：便秘、便溏、腹胀、消化不良等，肿瘤放疗出现的胃炎、肠炎等。

　　4.妇科疾病：月经不调、痛经、子宫肌瘤。

　　5.痹证：风、寒、湿所致痹证。

　　6.其他病症：外伤骨折后的水肿、中风后遗症、糖尿病微循环障碍所致酸、麻、痛，肿瘤放疗出现的骨髓抑制。

二、评估

　　1.病房环境，温湿度适宜。病房内温度控制在 18 ~ 22℃，相对湿度以 50% ~ 60% 为宜。

　　2.主要症状、既往史、凝血机制、是否妊娠或处于月经期。

　　3.治疗部位皮肤情况。

4. 患者体质及对热和疼痛的耐受程度。

5. 患者当前的心理状况、耐受力和合作程度。

三、告知

1. 火龙罐综合灸的作用、操作方法。

2. 治疗过程中治疗部位要充分放松，治疗部位随着操作者施加的振动频率而规律有节奏地摆动，达到同频共振。

3. 如果觉得局部温度过高或力度过大，及时告知护士。

4. 每部位施灸 20 ~ 30 分钟，至皮肤微微发红发热，具体视疾病情况而定。

5. 治疗后可饮一杯温开水，夏季治疗部位忌风扇或空调直吹。

四、物品准备

根据治疗部位选择大小合适的火龙罐、艾炷、打火机、吹气筒、按摩膏或对症精油、治疗巾、一次性中单、计时器、大毛巾，必要时备屏风。

五、基本操作方法

1. 核对医嘱，根据施罐部位选择大小合适的火龙罐，嘱患者排空二便，做好解释。

2. 洗手，轻插艾炷，防止破碎。

3. 点燃艾炷，火焰对准艾炷圆边或中心，防止火焰烧到罐口。

4. 检查火龙罐情况，要点是一摸二测三观察：一摸罐口有无破裂，二测罐口温度是否过高，三看艾炷燃烧升温是否均匀，升温是否正常。

5. 备齐用物，携至床旁。

6. 协助患者取合理、舒适体位，暴露施罐部位，注意保暖，局部抹上按摩膏或对症精油。

7. 施罐时手掌的小鱼际先接触皮肤然后再落罐，用力要均匀，开始时用力要轻，随时根据火力大小和患者感受调整运罐速度和罐口开合大小。持罐集推拿、刮痧、艾灸功能于一体，结合揉、碾、推、按、点、摇、闪、振、熨、烫等不同手法正旋、反旋、摇拨、摇振罐体作用于皮肤肌肉组织，达到气化和序化作用。

8. 操作过程中注意观察局部皮肤的颜色情况，及时询问患者对温度的感受，每部位施灸 20 ～ 30 分钟，至皮肤微微发红发热，具体视疾病情况而定。

9. 暂停使用期间或用完罐后，必须将火龙罐放置在配置的托盘上，盘内垫湿巾。

10. 操作完毕，用治疗巾或纸巾擦拭皮肤上的油渍，协助患者穿衣，取舒适体位，整理床单位。

11. 治疗结束后嘱患者注意保暖，避免受凉。若出现口干、舌燥等上火症状，可饮适量的淡盐水或温水。

12. 清理用物，做好记录并签名。

13. 火龙罐放置 10 分钟，待温度降低后，用镊子清除残艾，清洗干净，晾干。

六、注意事项

1. 凝血功能障碍、呼吸衰竭、严重心脏病、孕妇的腹部及腰骶部、皮肤破损及炎症、局部感觉障碍处忌用。

2. 治疗前要根据施罐部位选择大小适宜的火龙罐，检查罐口周围是否光滑，罐体有无裂痕。

3. 施罐时手掌的小鱼际先接触皮肤然后再落罐，操作过程中施罐者手掌始终紧贴罐口和患者皮肤，感知罐口温度，避免罐口直接接触患者皮肤。

4. 操作过程中注意把控罐温，施罐者通过调整罐口开合大小来调整罐内火力大小，避免过烫或温度过低。

5. 注意施灸量和火候，避免过度和不正规晃动，以免艾炷、艾灰脱落，引起烫伤。

6. 施罐过程中应随时听取患者对温度的感受，观察皮肤颜色变化。

7. 注意毛发较多的部位应用治疗巾覆盖后再治疗，骨突或凹凸不平处力度不可过大。

七、火龙罐综合灸技术操作流程图（图 16）

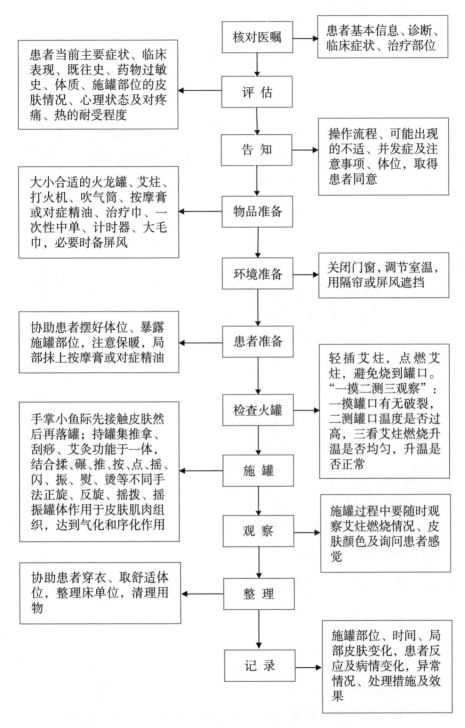

图 16 火龙罐综合灸技术操作流程图

第九节 耳穴压豆法

耳穴压豆法是采用王不留行籽、莱菔籽、磁珠等丸状物贴压于耳廓上的穴位或反应点，通过其疏通经络，调整脏腑气血功能，促进机体的阴阳平衡，达到防治疾病、改善症状的一种操作方法。

一、适用范围

适用于放疗后恶心、呕吐，放射性食管炎、胃炎、肠炎，也可以用于其他疾病及术后所致的疼痛、失眠、焦虑、眩晕、便秘、腹泻等症状。

二、评估

1. 病房环境，温湿度适宜。病房内温度控制在 18 ~ 22℃，相对湿度以 50% ~ 60% 为宜。

2. 主要症状、既往史，是否妊娠。

3. 对疼痛的耐受程度。

4. 有无对胶布、酒精等过敏情况。

5. 耳部皮肤情况。

6. 患者心理状况、合作程度。

三、告知

1. 耳穴压豆的作用、简单操作方法。

2. 耳穴压豆的局部会有热、麻、胀、痛等轻微的感觉，如有不适及时通知护士。

3. 每日自行按压 3 ~ 5 次，每次每穴 1 ~ 2 分钟。

4. 请勿用水沾湿耳部压豆部位。

5. 若耳穴贴脱落，应通知护士。

四、物品准备

治疗盘、王不留行籽或磁珠等耳穴贴、75% 酒精、棉签、探棒、止血钳或镊子、弯盘、污物碗，必要时可备耳穴模型。

五、基本操作方法

1. 核对医嘱，评估患者，做好解释。

2. 备齐用物，携至床旁。

3. 协助患者取合理、舒适体位。

4. 遵医嘱，探查耳穴敏感点，确定压豆部位。

5. 75% 酒精棉签自上而下、由内到外、从前到后消毒耳部皮肤。

6. 用止血钳或镊子夹住黏附王不留行籽或磁珠等丸状物的耳穴贴，贴敷于选好的耳穴上，并给予适当按压（揉），使患者有热、麻、胀、痛感觉，即"得气"。

7. 观察患者局部皮肤，询问有无不适感。

8. 常用按压手法：

- 对压法：用食指和拇指的指腹置于患者耳廓的正面和背面，相对按压，至出现热、麻、胀、痛等感觉。食指和拇指可边压边左右移动，或做圆形移动，一旦找到敏感点，则持续对压 20 ~ 30 秒。

- 直压法：用指尖垂直按压耳穴，至患者产生胀痛感，持续按压 20 ~ 30 秒，间隔少许，重复按压，每次按压 3 ~ 5 分钟。

- 点压法：用指尖一压一松地按压耳穴，每次间隔 0.5 秒。本法以患者感到胀而略沉重刺痛为宜，用力不宜过重。一般每次每穴可按压

20 ~ 30 下，具体可视病情而定。

9. 操作完毕，协助患者取舒适体位，整理床单位。

10. 清理用物，做好记录并签名。

六、注意事项

1. 耳廓局部有炎症、冻疮或表面皮肤有溃破者，有习惯性流产史的孕妇不宜施行。

2. 耳穴压豆每次选择一侧耳穴，双侧耳穴轮流使用。夏季易出汗，留置时间 1 ~ 3 天，冬季留置 3 ~ 7 天。

3. 观察患者耳部皮肤情况，留置期间应防止胶布脱落或污染；对普通胶布过敏者改用脱敏胶布。

4. 患者侧卧位耳部感觉不适时，可适当调整体位。

5. 对年老体弱、儿童、孕妇及神经衰弱者宜用轻刺激法；急性疼痛性病证宜用强刺激法。

七、耳穴压豆技术操作流程图（图 17）

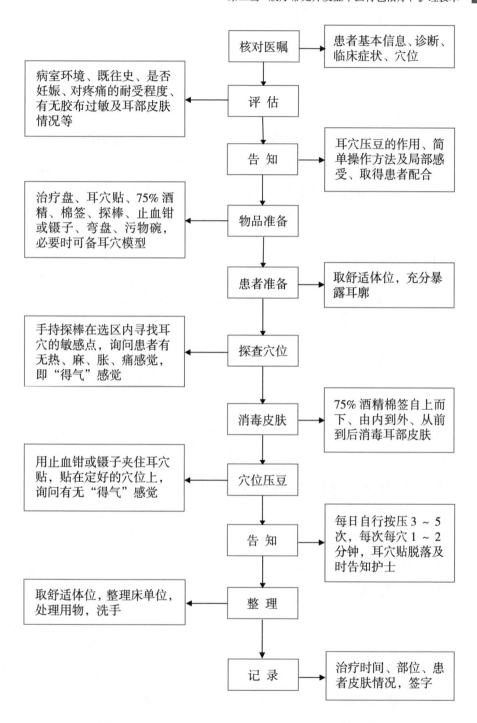

核对医嘱 → 患者基本信息、诊断、临床症状、穴位

病室环境、既往史、是否妊娠、对疼痛的耐受程度、有无胶布过敏及耳部皮肤情况等 ← 评估

告知 → 耳穴压豆的作用、简单操作方法及局部感受、取得患者配合

治疗盘、耳穴贴、75%酒精、棉签、探棒、止血钳或镊子、弯盘、污物碗，必要时可备耳穴模型 ← 物品准备

患者准备 → 取舒适体位，充分暴露耳廓

手持探棒在选区内寻找耳穴的敏感点，询问患者有无热、麻、胀、痛感觉，即"得气"感觉 ← 探查穴位

消毒皮肤 → 75%酒精棉签自上而下、由内到外、从前到后消毒耳部皮肤

用止血钳或镊子夹住耳穴贴，贴在定好的穴位上，询问有无"得气"感觉 ← 穴位压豆

告知 → 每日自行按压3~5次，每次每穴1~2分钟，耳穴贴脱落及时告知护士

取舒适体位，整理床单位，处理用物，洗手 ← 整理

记录 → 治疗时间、部位、患者皮肤情况，签字

图 17　耳穴压豆技术操作流程图

第十节　中药含漱法

中药含漱法是将中草药煎煮成汤剂或制成冲剂，在口腔内进行多次含漱，利用口腔黏膜血流丰富、渗透性强、药物易透入吸收的特点，通过口腔的含漱以发挥中草药药性进行治疗的一种中医治疗方法。

一、适用范围

中药含漱法能改善口腔环境，适用于口腔和咽喉部疾病，如放射性口腔黏膜炎、牙周炎、咽喉炎、扁桃体炎及牙龈出血等。

二、评估

1. 病房环境，温湿度适宜。病房内温度控制在 18 ~ 22℃，相对湿度以 50% ~ 60% 为宜。

2. 患者主要症状、既往史，是否妊娠。

3. 患者口腔黏膜情况、舌苔、口腔异味。

4. 有无药物过敏史。

5. 患者对中药含漱操作的接受程度。

6. 患者心理状况、合作程度。

三、告知

1. 中药含漱的作用、简单操作方法，取得患者配合。

2. 中药成分及作用、漱口方法，含漱时间一般约 2 分钟。应考虑个体差异，年老者、儿童酌情减少。

3.由于中药味重，如果耐受不了可立即予清水或温开水漱口。

4.进餐前后 30 分钟内不宜中药含漱。

四、用物准备

治疗盘、治疗巾、中药含漱液、一次性纸杯、污物碗。

五、基本操作方法

1.双人核对医嘱，评估患者口腔黏膜破溃、糜烂情况，口腔异味程度及过敏史，协助排空二便。

2.备齐用物，携至床旁。

3.协助取合适体位。

4.垫治疗巾，指导患者将配制好的中药含漱液取 10 ~ 15ml 含于口中，低头浸泡前牙，头向左、向右侧偏，浸泡左、右侧牙、牙龈及黏膜，头向后仰浸泡后咽喉及扁桃体，分别停留 10 ~ 30 秒。延长停留时间以增强疗效，并鼓动两颊使中药含漱液充分接触口腔黏膜。每次反复含漱 3 ~ 4 遍，每遍含漱时间 > 2 分钟，漱后吐至污物碗。

5.含漱后再次评估患者口腔黏膜情况，观察有无不适，若出现红疹、瘙痒、水疱等过敏现象，应暂停使用，并报告医师，配合处理。

6.协助患者取舒适体位，整理床单位。

7.清理用物，洗手，做好记录并签名。

8.用物消毒处理：物品一人一用一丢弃。

六、注意事项

1.漱口过程中，让患者采取合适的体位，切忌仰卧位，以免呛咳。

2.有意识障碍和吞咽功能障碍的患者禁用。

3. 保持口腔卫生，进食后及时漱口，刷牙时使用软毛牙刷，以免牙龈出血，加重口腔感染。

4. 严密观察口腔黏膜的情况，重视口腔黏膜的早期变化，如口腔黏膜有无红肿、出血、破溃等，做到早发现、早处理。

5. 对中药过敏的患者禁用，发生过敏反应者，立即予清水反复漱口冲洗口腔。

七、中药含漱技术操作流程图（图 18）

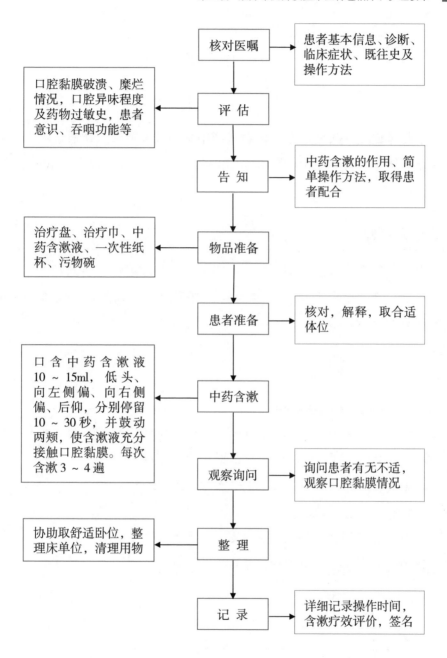

核对医嘱 → 患者基本信息、诊断、临床症状、既往史及操作方法

口腔黏膜破溃、糜烂情况，口腔异味程度及药物过敏史，患者意识、吞咽功能等 ← 评估

告知 → 中药含漱的作用、简单操作方法，取得患者配合

治疗盘、治疗巾、中药含漱液、一次性纸杯、污物碗 ← 物品准备

患者准备 → 核对，解释，取合适体位

口含中药含漱液 10～15ml，低头、向左侧偏、向右侧偏、后仰，分别停留 10～30秒，并鼓动两颊，使含漱液充分接触口腔黏膜。每次含漱 3～4遍 ← 中药含漱

观察询问 → 询问患者有无不适，观察口腔黏膜情况

协助取舒适卧位，整理床单位，清理用物 ← 整理

记录 → 详细记录操作时间，含漱疗效评价，签名

图 18 中药含漱技术操作流程图

第十一节　中药雾化吸入

中药雾化吸入法是依靠雾化设备使中药药液形成雾状，通过吸入直接作用于呼吸道病灶，达到消炎、消肿、止咳、化痰功效的一种中医治疗方法。

一、适用范围

中药雾化吸入法适用于口腔、呼吸道炎症如放射性口腔黏膜炎、放射性食管炎、咽炎、支气管炎、肺炎等，呼吸道分泌物黏稠，胸部手术前后预防呼吸道感染等。

二、评估

1. 病房环境，温湿度适宜。病房内温度控制在 18 ~ 22℃，相对湿度以 50% ~ 60% 为宜，可根据患者情况调节温湿度。

2. 患者主要症状、既往史、有无药物过敏史。

3. 患者的发病部位。

4. 患者对中药雾化吸入的配合及信任程度。

5. 患者心理状态，对治疗的信心。

三、告知

1. 中药雾化吸入的作用、操作方法及气味、感觉。

2. 进餐前后 30 分钟内不宜使用。

3. 雾化时间为每次 15 ~ 20 分钟。

4. 雾化时用口吸气，用鼻呼气。

四、用物准备

压缩空气式雾化器 1 套或氧气装置 1 套、雾化装置 1 套、配制好的中药药液、注射器、纱布或纸巾。

五、基本操作方法

1. 核对医嘱，评估患者，做好解释，协助排空二便。

2. 洗手，备齐物品，携至床旁。①通电检查压缩空气式雾化器性能，将主机喷雾口与雾化器连接；②连接氧气装置，并检查供氧是否正常，将雾化器连接管与氧气装置连接。

3. 帮助患者取坐位或半卧位，必要时颌下垫治疗巾，将配制好的中药药液注入雾化器内，每次 5 ~ 10ml。

4. 打开电源开关或打开雾化器开关，调节氧流量至 6 ~ 8L/min。

5. 根据使用情况旋转雾化器杯盖调节雾量大小，将吸嘴放入口中紧闭嘴唇；使用面罩吸入者应完全扣住鼻面部，用口吸气，用鼻呼气，如此反复，直至药液吸完为止。每次使用时间为 15 ~ 20 分钟。

6. 询问有无不适，观察面色、呼吸、咳嗽情况。

7. 治疗完毕，取下吸嘴或面罩，关闭电源（或氧气）开关，用纱布或纸巾抹净患者唇周雾液。

8. 协助患者取舒适体位，整理床单位。

9. 整理用物，洗手，记录。

六、注意事项

1. 雾化器内的药液必须浸没弯管的底部，否则药液不能喷出。

2. 患者在吸入时用口做深吸气，使药液充分达到口腔、支气管和肺内。

3. 空腹及饱食后不宜进行雾化吸入治疗。

4. 如果出现心慌，胸闷等情况，应停止雾化吸入，立刻通知医生，配合处理。

七、中药雾化吸入技术操作流程（图 19）

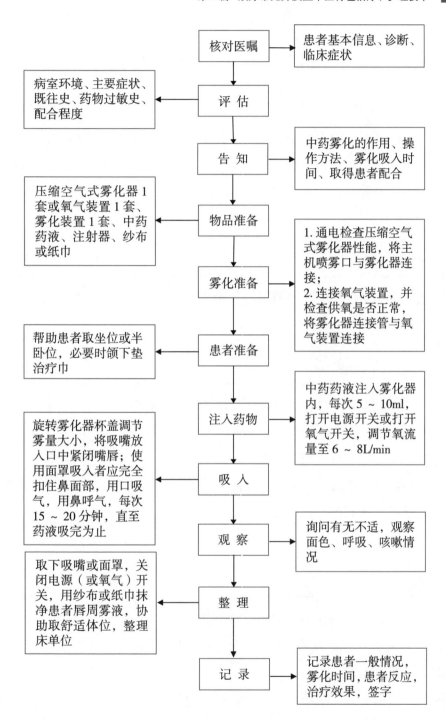

核对医嘱 → 患者基本信息、诊断、临床症状

病室环境、主要症状、既往史、药物过敏史、配合程度 ← 评估

告知 → 中药雾化的作用、操作方法、雾化吸入时间、取得患者配合

压缩空气式雾化器1套或氧气装置1套、雾化装置1套、中药药液、注射器、纱布或纸巾 ← 物品准备

雾化准备 → 1.通电检查压缩空气式雾化器性能，将主机喷雾口与雾化器连接；
2.连接氧气装置，并检查供氧是否正常，将雾化器连接管与氧气装置连接

帮助患者取坐位或半卧位，必要时颌下垫治疗巾 ← 患者准备

注入药物 → 中药药液注入雾化器内，每次5～10ml，打开电源开关或打开氧气开关，调节氧流量至6～8L/min

旋转雾化器杯盖调节雾量大小，将吸嘴放入口中紧闭嘴唇；使用面罩吸入者应完全扣住鼻面部，用口吸气，用鼻呼气，每次15～20分钟，直至药液吸完为止 ← 吸入

观察 → 询问有无不适，观察面色、呼吸、咳嗽情况

取下吸嘴或面罩，关闭电源（或氧气）开关，用纱布或纸巾抹净患者唇周雾液，协助取舒适体位，整理床单位 ← 整理

记录 → 记录患者一般情况，雾化时间，患者反应，治疗效果，签字

图 19　中药雾化吸入技术操作流程

第十二节　中药涂药法

中药涂药法是将中药制成水剂、酊剂、油剂、膏剂等剂型，直接涂抹于皮肤损害处，通过体表或穴位吸收或传导，达到清热解毒、和血生肌、祛风除湿、止痒镇痛等功效的一种操作方法。

一、适用范围

适用于放射性皮炎、跌打损伤、烫伤、烧伤、疖痈、静脉炎等。

二、评估

1. 病房环境，温湿度适宜。病房内温度控制在 18 ～ 22℃ , 相对湿度以 50% ～ 60% 为宜。

2. 主要症状、既往史、药物过敏史、是否妊娠。

3. 涂药部位的皮肤情况，皮损的性质、形态、色泽，有无伤口、破溃。

4. 患者心理状况、合作程度。

三、告知

1. 中药涂药法的作用、简单操作方法。

2. 涂药后如出现局部痛、痒、胀等不适，应及时告知护士，勿擅自触碰或抓挠局部皮肤。

3. 涂药后可能出现药渍、油渍污染衣物的情况。

4. 中药可致皮肤着色，数日后可自行消退，不宜采用肥皂或刺激性物品擦洗。

四、物品准备

治疗盘、中药制剂、治疗碗、弯盘、涂药板或棉签、镊子、生理盐水棉球、治疗巾等，必要时备中单、屏风、大毛巾，视情况备纱布、绷带或胶布。

五、基本操作方法

1. 核对医嘱，评估患者，做好解释，调节病室温度。

2. 备齐用物，携至床旁。根据涂药部位，取合理体位，暴露涂药部位，注意保暖，必要时用屏风遮挡。

3. 患处铺治疗巾，用生理盐水棉球清洁皮肤，观察局部皮肤情况。

4. 将中药制剂均匀涂抹于患处，涂药厚薄均匀，范围以超出患处1 ~ 2cm 为宜。必要时用纱布覆盖，胶布或绷带固定。

5. 各类剂型用法：

- 混悬液先摇匀后再用棉签涂抹。

- 水、酊剂类药物用镊子夹棉球沾取药物涂擦，干湿度适宜，以不滴水为度，涂药均匀。

- 膏状类药物用棉签或涂药板取药涂擦，涂药厚薄均匀，以 2 ~ 3mm 为宜。

- 霜剂应用手掌或手指反复擦抹，使之渗入肌肤。

6. 涂药过程中随时询问患者有无不适。

7. 协助患者穿好衣裤，安排舒适体位，整理床单位。

8. 整理用物，分类处置用物。

9. 洗手、记录、签名，30 分钟后巡视患者一次，了解药物反应情况。

六、注意事项

1. 涂药前需询问有无药物过敏史，认真观察皮损情况，注意对患部进行清洁处理。

2. 涂药次数依病情、药物而定。

3. 涂药不宜过厚过多，以防毛孔闭塞，面部涂药时切勿误入口眼，慢性皮炎者应稍用力涂擦，使药物渗入肌肤。

4. 刺激性较强的药物，忌用于面部及婴幼儿。

5. 毛发长的部位应先将毛发剃去再涂药。

6. 涂药后密切观察局部及全身皮肤情况，如出现丘疹、瘙痒、水疱或局部肿胀等过敏现象，停止用药，将药物擦洗干净并报告医生，配合处理。

7. 患处若有敷料，不可强行撕脱，可用生理盐水棉球沾湿敷料后再揭，并擦去药迹。

七、中药涂药技术操作流程图〔图 20 〕

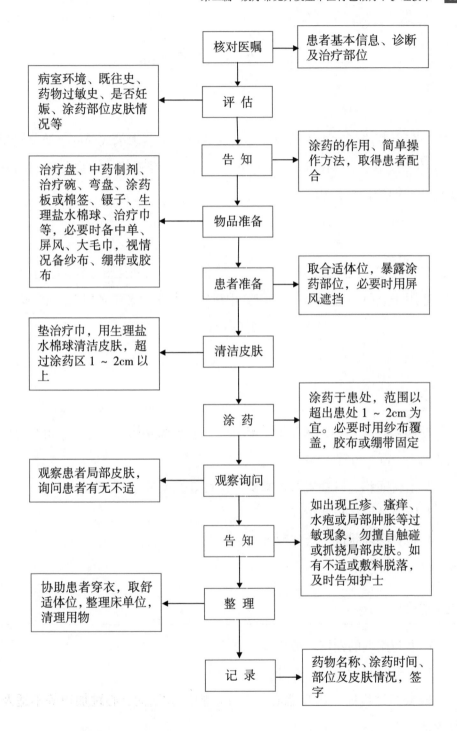

图 20　中药涂药技术操作流程图

第十三节　中药熏蒸法

中药熏蒸法是利用中药液加热蒸发的蒸汽熏蒸患部或局部，使蒸汽渗透人体的皮肤，达到疏通腠理、祛风除湿、温经通络、活血化瘀、消肿止痛功效的一种外治法。

一、适用范围

适用于放射性皮炎、风寒痹证、中风偏瘫、风寒感冒、跌打损伤、痛风、各种皮肤病、水肿、眼疾所致红肿痒痛等。

二、评估

1. 病房环境，温湿度适宜。病房内温度控制在 18 ~ 22℃，相对湿度以 50% ~ 60% 为宜。

2. 主要症状、既往史及过敏史、是否妊娠或处于月经期。

3. 体质及局部皮肤情况。

4. 患者心理状况、合作程度。

三、告知

1. 中药熏蒸的作用、简单操作方法。

2. 熏蒸时间为 20 ~ 30 分钟。

3. 熏蒸过程中如出现恶心、呕吐、胸闷、气促、心跳加快等不适及时告知护士。

4. 熏蒸前要饮淡盐水或温开水 200ml，避免出汗过多引起脱水。进餐前后 30 分钟内，不宜熏蒸。

　　5. 熏蒸完毕，注意保暖，避免直接吹风。

四、用物准备

　　治疗盘、药液、中单、容器（根据熏蒸部位的不同选用）、水温计、毛巾，必要时备屏风。按条件和需要配备熏蒸治疗仪。

五、基本操作方法

　　1. 核对医嘱，评估患者，做好解释，调节室内温度。

　　2. 备齐用物，携至床旁。协助患者取合理、舒适体位，暴露熏蒸部位，必要时屏风遮挡，冬天注意保暖。

　　3. 治疗操作：

- 传统熏蒸法：将 43 ~ 46℃ 药液倒入容器内，对准熏蒸部位。
- 现代熏蒸法：检查熏蒸治疗仪性能良好，将中药包或中药颗粒放入熏蒸治疗仪盛装容器内，并加入适量的清水，开机启动，待熏蒸口蒸汽溢出均匀后对准患部进行治疗。

　　4. 熏蒸过程中，密切观察患者病情及局部皮肤变化情况，询问患者感受并及时调整药液温度，密切观察患者反应，若感不适，应立即停止操作。

　　5. 治疗结束，观察并清洁患者皮肤，协助患者整理穿衣，取舒适体位。

　　6. 整理用物，洗手，记录。

六、注意事项

　　1. 心脏病、严重高血压病、妇女妊娠和月经期间慎用。肢体动脉闭塞性疾病、糖尿病足、肢体干性坏疽者，熏蒸时药液温度不可超过 38℃。

　　2. 局部熏蒸时，局部应与药液保持适当的距离，以温热舒适，不烫伤皮肤为度。

3.熏蒸过程中密切观察患者有无恶心、呕吐、胸闷、气促、心慌等症状，注意避风，冬季注意保暖，治疗结束及时擦干药液和汗液，暴露部位尽量加盖衣被。

4.包扎部位熏蒸时，应先去除敷料。

5.所用物品需清洁消毒，用具一人一份一消毒，避免交叉感染。

七、中药熏蒸技术操作流程（图 21）

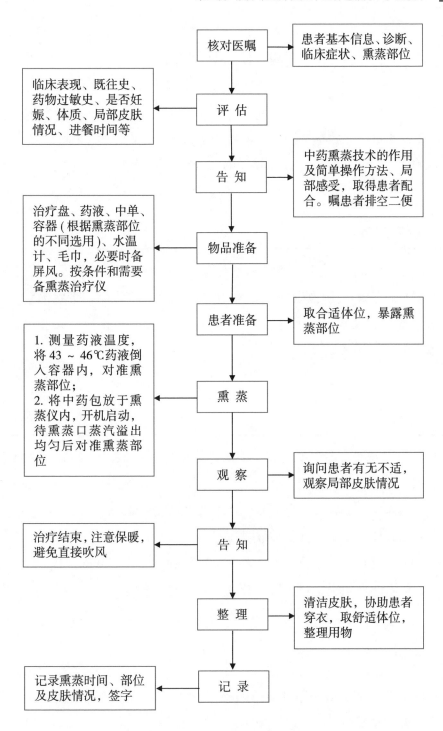

图 21　中药熏蒸技术操作流程

第十四节　中药熏洗法

中药熏洗法是将药物煎汤，趁热在患处熏蒸、淋洗，以达到疏通腠理、祛风除湿、清热解毒、杀虫止痒目的的一种外治方法。

一、适用范围

适用于疖、痈、急性蜂窝织炎、丹毒等外科疾病；血栓闭塞性脉管炎、下肢静脉曲张等周围血管疾病；软组织损伤等骨科疾病；带状疱疹、银屑病、湿疹、寻常疣、手足癣、发癣、股癣等皮肤科疾病；某些内科疾患如失眠、风寒感冒等。

二、评估

1. 病房环境，温湿度适宜。病房内温度控制在 18 ～ 22℃，相对湿度以 50% ～ 60% 为宜。

2. 当前主要症状、临床表现、既往史及药物过敏史。

3. 患者体质及熏洗部位皮肤情况。

4. 患者是否患有高血压、心脏病、肺气肿、中风等基础疾病。

5. 患者心理状况，对熏洗治疗的了解及合作程度。

三、告知

1. 中药熏洗法的作用及简单的操作方法，时间以 30 分钟为宜，老年人和小儿酌情减少。

2. 熏洗治疗前，排空二便。

3. 进餐前后 30 分钟不宜进行中药熏洗治疗。

4. 若感觉局部温度过高或出现红肿、丘疹、瘙痒、水疱等情况，应及时告知护士。

5. 治疗中如出现心慌等不适症状，及时告知护士。

四、物品准备

治疗盘、药液、熏洗盆（根据熏洗部位的不同选择，也可备坐浴椅、有孔木盖浴盆或治疗碗等）、水温计，必要时备屏风及换药用品。

五、基本操作方法

1. 核对医嘱，评估患者，嘱患者排空二便，调节病室温度。

2. 遵医嘱配制药液。

3. 备齐用物，携至床旁，做好解释。

4. 根据熏洗部位安排患者体位，暴露熏洗部位，必要时用屏风遮挡，注意保暖。

5. 眼部熏洗时，将煎好的药液趁热倒入治疗碗，眼部对准碗口进行熏蒸，并用纱布沾洗眼部，稍凉即换，每次 15 ~ 30 分钟。四肢熏洗时，将药液倒入熏洗盆，根据患者的耐受力和治疗需要，调节水温为 38 ~ 42℃ , 时间为 20 ~ 30 分钟。坐浴时，将药液趁热倒入盆内，上置带孔木盖,协助患者脱去内裤,坐在木盖上熏蒸。待药液不烫时,拿掉木盖,坐入盆中泡洗。药液偏凉时, 应更换药液, 每次熏洗 15 ~ 30 分钟。

6. 熏洗过程中，观察患者的反应，了解其生理和心理感受。若感到不适，应立即停止熏洗，协助患者卧床休息。

7. 洗完后，清洁局部皮肤，协助患者穿衣，取舒适卧位。

8. 清理用物，洗手，记录。

六、注意事项

1. 冬季注意保暖，暴露部位尽量加盖衣被。

2. 熏洗药液不宜过热，温度适宜，以防烫伤。

3. 在伤口部位进行熏洗时，按无菌技术操作进行。

4. 包扎部位熏洗时，应先揭去敷料。熏洗完毕后，更换消毒敷料。

5. 所用物品需清洁消毒，用具一人一份一消毒，避免交叉感染。

七、中药熏洗技术操作流程图（图22）

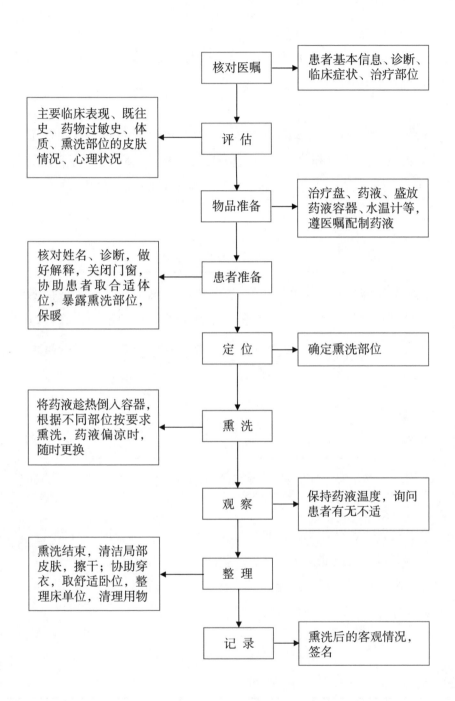

图 22 中药熏洗技术操作流程图

第十五节 中药热熨敷法

中药热熨敷法是将中药加热后装入布袋，在人体局部或一定穴位上慢慢移动烫熨，使药力和热力同时自体表毛窍透入经络、血脉，从而达到温经通络、行气活血、散寒止痛、祛瘀消肿等目的的一种外治疗法。

一、适用范围

适用于风湿痹证引起的关节冷痛、酸胀、沉重、麻木；跌打损伤等引起的局部瘀血、肿痛；扭伤引起的腰背不适、行动不便；脾胃虚寒所致胃脘疼痛、腹冷泄泻、呕吐等症状；肿瘤放疗导致的放射性胃炎、肠炎等。

二、评估

1. 病房环境，温湿度适宜。病房内温度控制在 18 ~ 22℃，相对湿度以 50% ~ 60% 为宜。

2. 主要症状、既往史、药物过敏史、是否处于月经期、是否妊娠。

3. 热熨部位的皮肤情况。

4. 对热和疼痛的耐受程度。

5. 患者心理状况、合作程度。

三、告知

1. 中药热熨敷的作用及简单操作方法。

2. 药熨治疗前，排空二便。

3. 若感觉局部温度过高或出现红肿、丘疹、瘙痒、水疱等情况，应及时告知护士。

4. 操作时间为每次 15 ~ 30 分钟，每日 1 ~ 2 次。

四、物品准备

治疗盘、遵医嘱准备药物及器具、凡士林、棉签、纱布袋 2 个、大毛巾、纱布或纸巾，必要时备屏风、温度计等。

五、基本操作方法

1. 核对医嘱，评估患者，做好解释，嘱患者排空二便，调节病室温度。

2. 根据医嘱，将药物放入恒温箱加热至 60 ~ 70℃，备用。

3. 备齐用物，携至床旁。协助取适宜体位，暴露药熨部位，注意保暖，必要时用屏风遮挡患者。

4. 先用棉签在药熨部位涂一层凡士林，将药袋放到患处或相应穴位处用力来回推熨，以患者能耐受为宜。用力要均匀，开始时用力要轻，速度可稍快，随着药袋温度降低，力量可增大，同时速度减慢。药袋温度过低时，及时更换药袋或加温。

5. 热熨 10 ~ 15 分钟后，将药袋敷于患处 15 ~ 20 分钟，局部加盖大毛巾保暖。

6. 药熨操作过程中注意观察局部皮肤的颜色情况，防止烫伤，及时询问患者对温度的感受。

7. 操作完毕擦净局部皮肤，协助患者穿衣，安排舒适体位。嘱患者避风保暖，多饮温开水。

8. 整理用物，洗手，记录。

六、注意事项

1. 药熨时一般要裸露体表，应注意室温适宜，空气新鲜，注意避风，以免感受风寒。

2. 孕妇腹部及腰骶部、大血管处、皮肤破损及炎症、局部感觉障碍处忌用。

3. 药熨温度适宜，一般保持 50 ~ 60℃，不宜超过 70℃，年老者、婴幼儿及感觉障碍者，药熨温度不宜超过 50℃。

4. 操作过程中应保持药熨袋温度，温度过低则需及时更换或加热。

5. 药熨过程中应随时听取患者对温度的感受，观察皮肤颜色变化，一旦出现水疱或烫伤，应立即停止，并给予适当处理。

6. 药熨治疗后，患者要注意避风保暖，不过度疲劳，饮食宜清淡。

七、中药热熨敷法技术流程图（图 23）

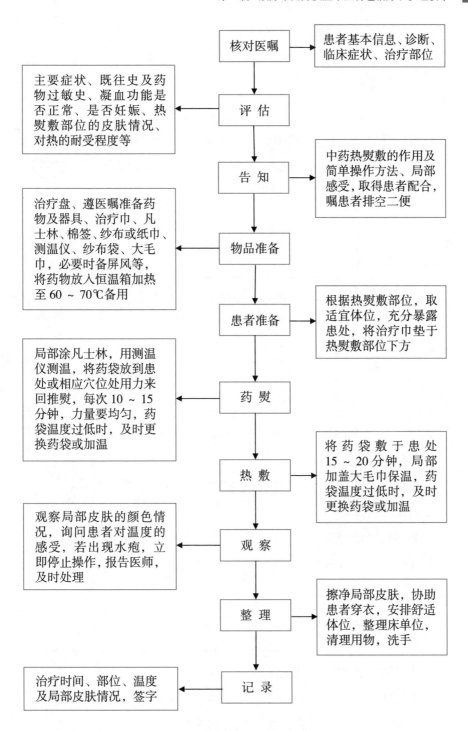

核对医嘱 → 患者基本信息、诊断、临床症状、治疗部位

主要症状、既往史及药物过敏史、凝血功能是否正常、是否妊娠、热熨敷部位的皮肤情况、对热的耐受程度等 ← 评 估

告 知 → 中药热熨敷的作用及简单操作方法、局部感受，取得患者配合，嘱患者排空二便

治疗盘、遵医嘱准备药物及器具、治疗巾、凡士林、棉签、纱布或纸巾、测温仪、纱布袋、大毛巾，必要时备屏风等，将药物放入恒温箱加热至60～70℃备用 ← 物品准备

患者准备 → 根据热熨敷部位，取适宜体位，充分暴露患处，将治疗巾垫于热熨敷部位下方

局部涂凡士林，用测温仪测温，将药袋放到患处或相应穴位处用力来回推熨，每次10～15分钟，力量要均匀，药袋温度过低时，及时更换药袋或加温 ← 药 熨

热 敷 → 将药袋敷于患处15～20分钟，局部加盖大毛巾保温，药袋温度过低时，及时更换药袋或加温

观察局部皮肤的颜色情况，询问患者对温度的感受，若出现水疱，立即停止操作，报告医师，及时处理 ← 观 察

整 理 → 擦净局部皮肤，协助患者穿衣，安排舒适体位，整理床单位，清理用物，洗手

治疗时间、部位、温度及局部皮肤情况，签字 ← 记 录

图 23　中药热熨敷法技术流程图

第十六节　中药保留灌肠法

中药保留灌肠法又称肛肠纳药法，是将中药溶液从肛门灌入直肠或结肠，使药液保留在肠道内，通过肠黏膜的吸收起到清热解毒、软坚散结、泄浊排毒、活血化瘀等作用的一种操作方法。

一、适用范围

适用于放射性肠炎、慢性疾病所致的腹痛、腹泻、便秘、发热、慢性盆腔炎、带下病等。

二、评估

1. 病房环境，温湿度适宜。病房内温度控制在 18 ～ 22℃，相对湿度以 50% ～ 60% 为宜。

2. 主要症状、既往史、排便情况、有无大便失禁、是否妊娠。

3. 肛周皮肤情况。

4. 有无药物过敏史。

5. 患者当前的心理状况、耐受力、合作程度。

三、告知

1. 中药保留灌肠的作用及简单操作方法。

2. 操作前排空二便。

3. 治疗时，肛周局部感觉：胀、满、轻微疼痛。

4. 如有便意或心慌、出汗等不适，应及时告知护士。

5.灌肠后体位视病情而定。

6.灌肠液保留 1 小时以上为宜，保留时间长，利于药物吸收。

四、物品准备

治疗盘、弯盘、煎煮好的药液、一次性灌肠袋、水温计、纱布、一次性手套、垫枕、卫生纸、一次性中单、液状石蜡、棉签等，必要时备便盆、屏风。

五、基本操作方法

1.核对医嘱，评估患者，做好解释，调节室温，嘱患者排空二便。

2.备齐用物，携至床旁。

3.关闭门窗，用隔帘或屏风遮挡。

4.协助患者取左侧卧位（必要时根据病情选择右侧卧位），双膝屈曲，裤脱至膝部，臀部移至床沿，充分暴露肛门，垫中单于臀下，置垫枕以抬高臀部 10cm。

5.测量药液温度（39 ～ 41℃），液面距离肛门不超过 30cm，用液状石蜡润滑肛管前端，排液，暴露肛门。插肛管时，可嘱患者张口呼吸以使肛门松弛，便于肛管顺利插入。插入 10 ～ 15cm，缓慢滴入药液（滴入的速度视病情而定），滴注时间 15 ～ 20 分钟。滴入过程中随时观察询问患者耐受情况，如有不适或便意，及时调节滴入速度，必要时终止滴入。中药灌肠药量不宜超过 200ml。

6.药液滴完，夹紧并拔出肛管，协助患者擦干肛周皮肤，用卫生纸轻擦肛门。患者屈膝仰卧，抬高臀部，待 10 ～ 15 分钟后取出小枕、中单和治疗巾。嘱患者卧床休息，保留 1 小时以上，以利药物吸收。

7.整理床单位，撤去屏风，开窗通风，观察患者反应。

8.清理用物，洗手，记录。

六、注意事项

1. 肛门、直肠和结肠术后，大便失禁，孕妇，急腹症和下消化道出血的患者禁用。

2. 操作前先了解患者的病变部位，掌握灌肠的卧位和肛管插入深度，一般视病情而定。如慢性痢疾，病变多在直肠和乙状结肠，宜采取左侧卧位，插入的深度以 15 ~ 20cm 为宜；溃疡性结肠炎病变多在乙状结肠或降结肠，插入深度应达 18 ~ 25cm；阿米巴痢疾病变多在回盲部，应采取右侧卧位。

3. 减轻肛门刺激，宜选用小号肛管，压力宜低，药量宜小；为促进药物吸收，插入不能太浅，操作前须嘱患者排空大便，必要时先行不保留灌肠。

4. 一般用量在 200ml 以内，小剂量药液灌肠时应加倍稀释，以增加吸收率。

5. 慢性肠道疾病患者应在晚间睡前灌入，并减少活动，灌肠后药液保留时间越长越好。

6. 灌肠液应温度适宜：一般为 39 ~ 41℃。可根据药性、年龄及季节做适当调整。清热解毒药温度宜偏低，以 10 ~ 20℃为宜；清热利湿药宜稍低于体温，以 20 ~ 30℃为宜；补气温阳、温中散寒之药温度以 38 ~ 40℃为宜。老年人灌肠药温宜偏高。冬季药温宜偏高，夏季可偏低。

7. 当患者出现脉搏细速、面色苍白、出冷汗、剧烈腹痛、心慌等，应立即停止灌肠并报告医生。

七、中药保留灌肠技术操作流程图（图 24 ）

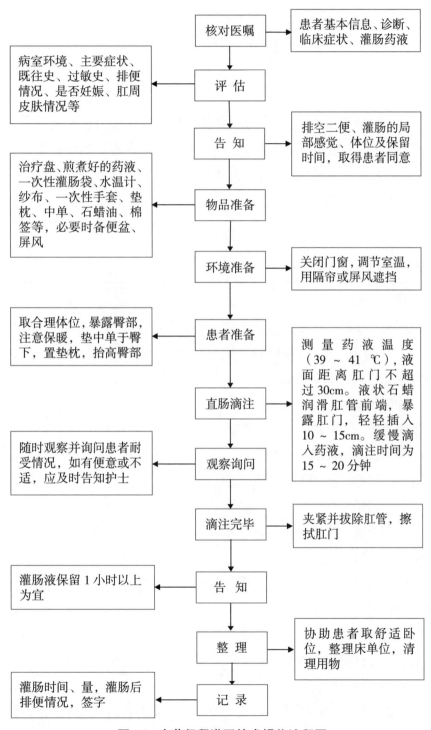

图 24 中药保留灌肠技术操作流程图

第十七节　中药封包疗法

中药封包疗法是将加热好的中药药包置于身体的患病部位或身体的某一特定位置如穴位上，通过封包的温热效应使局部的毛细血管扩张、血液循环加速，利用其药力和热力作用，达到温经通络、调和气血、祛湿驱寒目的的一种外治方法。

一、适用范围

1. 骨伤科疾病

颈椎病、落枕、腰椎间盘突出症、膝关节病、骨性关节炎、类风湿性关节炎、肩周炎、第三腰椎横突综合征、骨折术后止痛及功能康复、股骨头坏死（早期或改善症状）等。

2. 软组织病变

急性腰扭伤、腰肌劳损、肌筋膜炎、腱鞘炎、跌打损伤的保守治疗等。

3. 心血管系统疾病

冠心病气滞血瘀型、心血瘀阻型。

4. 呼吸系统疾病

支气管哮喘、肺部感染、慢性阻塞性肺疾病、反复感冒等。

5. 消化系统疾病

慢性胆囊炎、慢性胰腺炎、慢性阑尾炎、慢性胃炎、胃肠功能紊乱、溃疡性结肠炎、不完全肠梗阻等。

6. 妇科疾病

痛经、月经不调、慢性盆腔炎、子宫腺肌症、更年期综合征等。

7. 其他

尿潴留、糖尿病周围神经病变、糖尿病外周血管病、糖尿病足、痛风性关节炎、癌症疼痛、脑血管病后遗症、不孕不育、前列腺炎、静脉炎等。

二、评估

1.病房环境，温湿度适宜。病房内温度控制在 18 ～ 22℃,相对湿度以 50% ～ 60% 为宜。

2.主要症状、既往史、药物过敏史、是否处于月经期、是否妊娠。

3.治疗部位的皮肤情况。

4.对热和疼痛的耐受程度。

5.患者心理状况、合作程度。

三、告知

1.中药封包的作用及简单的操作方法。

2.封包治疗前，排空二便。

3.若感觉局部温度过高或出现红肿、丘疹、瘙痒、水疱等情况，应及时告知护士。

4.操作时间为每次 15 ～ 30 分钟，每日 1 ～ 2 次。

四、物品准备

治疗盘、保鲜膜、凡士林、棉签、遵医嘱取合适的中药封包、红外线治疗仪、大毛巾、纱布或纸巾，必要时备屏风、温度计等。

五、基本操作方法

1.核对医嘱，评估患者，做好解释，嘱患者排空二便，调节病室温度。

2.查看患者，进行辨病辨证组方，选择合适的中药封包，制定合适的疗程。

3.将制好的中药封包用水浸泡 30 分钟，然后挤干多余水分，放置蒸笼内或保温箱内加热 20 分钟备用。

4. 患者做好穿戴准备，采取适当的姿势，多采用平卧和俯卧位，同时打开红外线灯预热。

5. 充分暴露患者中药封包治疗的部位，然后取出加热好的中药封包，外用干毛巾和保鲜膜包裹，放置患处热敷，并联合红外线灯照射。

6. 中药封包治疗时间为 30 分钟。治疗期间，多巡视，询问患者感受，有无特殊不适，适当检查接触处的皮肤。

7. 中药封包治疗结束后，去掉中药封包，把中药封包放置于特定的地方，并标记患者姓名、年龄、使用次数，以备下次使用。

8. 用干毛巾把患处皮肤擦拭干净，询问患者有无不适，叮嘱患者平卧 5 ~ 10 分钟方可起身穿戴衣物离开。

9. 操作时间参数：每次 30 分钟，每日 1 次，1 个药包重复使用 2 ~ 3 天，7 ~ 14 天为一个疗程；两个疗程中间间隔 3 天，可进行 2 ~ 3 个疗程。

10. 整理用物，洗手，记录。

六、注意事项

1. 皮肤损伤、炎症、过敏或者用药后出现红疹、瘙痒、水疱等现象者禁用。

2. 不明肿块、出血倾向者禁用。

3. 跌打损伤急性期内（24 小时）用冷敷，禁忌热敷；妊娠期、经期、哺乳期妇女禁用。

4. 药熨过程中应随时听取患者对温度的感受，观察皮肤颜色变化，一旦出现水疱或烫伤，应立即停止，并给予适当处理。

5. 药熨治疗后的患者要注意避风保暖，不过度疲劳，饮食宜清淡。

七、中药封包技术流程图（图 25）

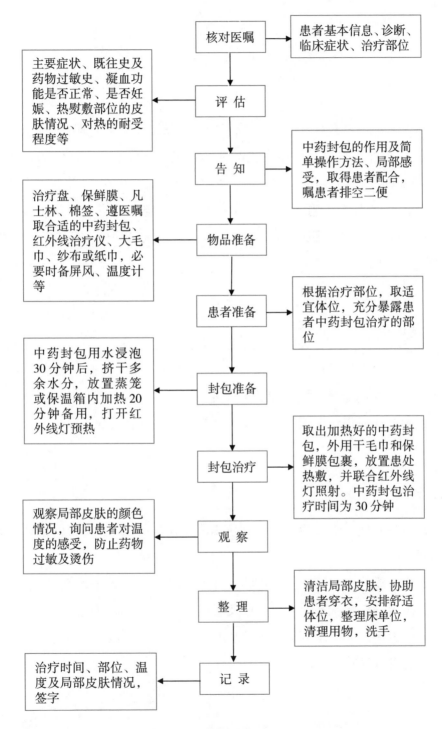

图 25 中药封包技术流程图

第十八节　低频脉冲电刺激疗法

低频脉冲电刺激疗法，又称神经肌肉电刺激疗法，用低频的电流脉冲，刺激人体局部，主要是刺激受损的神经和肌肉，使之产生被动的收缩，恢复受损的神经功能及促进肌肉运动的功能，加速神经的再生和传导功能的恢复，调节人体内部环境，使身体产生一定的反应，从而能够促进血液循环，兴奋神经肌肉组织，更好地提高组织的活性，还有治疗急慢性疼痛的作用。

一、适用范围

1.运动性损伤：颈肩腰腿痛、软组织扭挫伤、网球肘、腱鞘炎、肩周炎，颈椎病和腰椎间盘突出症的辅助治疗等。

2.神经性损伤：周围神经损伤、脑卒中、中风后遗症等。

二、评估

1.病房环境，温湿度适宜。病房内温度控制在 18 ~ 22℃，相对湿度以 50% ~ 60% 为宜。

2.患者既往史、当前主要症状、辨证分型、发病部位及相关因素。

3.患者的精神状态、体质，以及所选穴位局部皮肤情况。

4.患者治疗部位皮肤有无感觉减退。

5.患者心理状况、耐受程度及合作程度。

三、告知

1. 低频脉冲电刺激疗法的作用、简单操作方法。

2. 治疗时，应远离手机、手表等易受电磁干扰物品，电极片不可与任何金属物品（如项链）接触。

3. 治疗时局部电流的感受，治疗期间活动幅度不宜过大，以防电极片脱落。

4. 禁止在治疗过程中直接取下电极片，如出现身体不适或电极片粘贴部位瘙痒，及时告知护士。

四、物品准备

弯盘、酒精纱布、清洁纱布、神经和肌肉电刺激仪、电极片，必要时备屏风。

五、基本操作方法

1. 核对医嘱，评估患者，做好解释，嘱患者排空二便，调节病室温度。

2. 衣帽整齐，洗手，戴口罩。

3. 备齐用物，检查仪器功能正常，根据治疗部位选择合适大小的电极片，携用物至床旁，核对患者信息，做好解释。

4. 接通电源，打开开机按钮，将导联线与电极片的正负极接头连接，插槽要完全推入，检查各导联线连接是否完好。

5. 协助患者松开衣物，暴露所选穴部位，并取舒适体位。

6. 用酒精纱布清洁所选穴部位皮肤，干燥后粘贴电极片。

7. 缓慢调节各导联电流的强度，依患者耐受程度而定，有不过于强烈但明显可见的肌肉收缩，并无明显皮肤疼痛为合适。

8. 治疗结束后，取下电极片并且观察皮肤情况。

9.用清洁的纱布清洁治疗部位皮肤，协助患者穿好衣物，取舒适卧位，整理床单位。

10.清理用物，洗手，记录。

六、注意事项

1.在使用过程中，应避免在病房内使用各种电子设备，如手机、笔记本电脑等，以免带来干扰，影响治疗效果及对仪器造成损害。

2.在使用过程中应避免碰撞仪器，以免损坏仪器。

3.缓慢调节刺激强度，以免突然产生强刺激，患者难以耐受。

4.治疗期间活动幅度不宜过大，以防电极片脱落。

5.不适或贴电极片部位皮肤有痒感即停止治疗。

七、低频脉冲电刺激技术操作流程图（图 26 ）

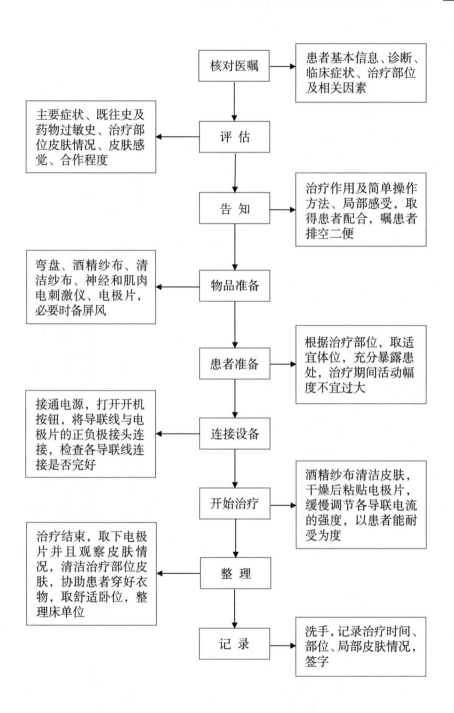

图 26 低频脉冲电刺激技术操作流程图

参考文献

参考文献

[1] 陈佩娟，周宏珍．放疗科护理健康教育 [M].北京：科学出版社，2018.

[2] 樊迎春．放射医学技术在肿瘤中的治疗研究 [J].求医问药，2012，10(8):539.

[3] 崔念基，卢泰祥，邓小武．实用临床放射肿瘤学 [M].广州：中山大学出版社，2005.

[4] 古铣之．肿瘤放疗学 [M].北京：中国协和医科大学出版社，2007.

[5] 侯永贤．肿瘤放疗并发症防治 [M].北京：人民军医出版社，2008.

[6] 姜桂春．头颈肿瘤护理学 [M].辽宁：辽宁科学技术出版社，2019.

[7] 中山大学放射肿瘤学系列丛书：鼻咽癌放疗护理常规 [M].北京：北京大学医学出版，2017.

[8] 何陆君，朱云霞．鼻咽癌放疗后口干燥症的护理干预效果 [J].浙江实用医学，2011,16(5):380-382.

[9] 李子晨，许鹏飞，容小明，等．鼻咽癌放疗后大出血的相关因素分析及治疗方法 [J].中国肿瘤临床，2013,40(17):1059-1063.

[10] 胡洁,白春学．肺癌的规范化治疗 [J].内科急危重症杂志,2014,20(5):294-298.

[11] 梁俊青，苏秀兰，李碧丽，等．女性乳腺癌致病危险因素分析 [J]. 中国医药导刊，2010,12(10):1686-1687.

[12] 李延秋，黄巍，张素芬．宫颈癌患者的放疗护理及健康教育 [J].中国

误诊学杂志，2009,9(35):8625.

[13] 刘雯雯. 宫颈癌放疗患者的全程护理 [J]. 东方养生，2022:42-43.

[14] 王雯，张龙，刘孜. 286 例宫颈癌患者放疗临床护理效果的观察 [J]. 现代肿瘤医学，2012,20(7):1528-1530.

[15] 吴志霞. 宫颈癌后装放疗的护理 [J]. 实用医技杂志，2013,20(3):276-278.

[16] 林琦，孔家瑾，陈伟. NCCN 临床实践指南：前列腺癌（2022.V2）更新解读 [J]. 临床外科杂志，2022,30(1):31-33.

[17] 国家卫生健康委员会医政司，中华医学会肿瘤学分会. 国家卫健委中国结直肠癌诊疗规范（2023 版）[J]. 中国实用外科杂志，2023,43(6):602-629.

[18] 季梅. 心理干预在直肠癌术后放疗患者中的应用 [J]. 齐鲁护理杂志，2012,18 (20):108-109.

[19] 于焱生. 膀胱肿瘤手术切除加药物灌注 [J]. 中国卫生产业，2012:143.

[20] 张春伟，金世柱，李全晓，等. 放射性食管炎的临床研究现状 [J]. 现代生物医学进展，2017,17(33):6589-6592.

[21] 张迪君. 膀胱癌术中放疗的护理 [J]. 护士进修杂志，2000,15(11):823-824.

[22] 张克勤，徐德静，王海蓉. 子宫内膜癌患者术后放疗的护理 [J]. 全科护理，2011,9(10):2676-2677.

[23] 谢玲玲，林仲秋.《2023 NCCN 子宫肿瘤临床实践指南（第 1 版）》解读 [J]. 中国实用妇科与产科杂志，2023,39(2):197-204.

[24] 钟玉婵，吉燕翔. 防治宫颈癌后装治疗放射性阴道损伤的护理研究 [J]. 医学信息，2012,25 (2):178-179.

[25] 周桂华. 宫颈癌放疗患者的护理及安全管理 [J]. 吉林医学，2010,31(27)：4815.

[26] 张卫民，何廉波. 肾癌治疗的研究进展 [J]. 河北医学，2009,15(9):2.

[27] 张宇涛. 结直肠癌的治疗进展 [J]. 山西医药杂志，2020,49(5):535-536.

[28] 付尚志，李学成 . 放疗在前列腺癌治疗中的应用 [J]. 临床军医杂志，2013,41（9）:965.

[29] 郭健英，张红 . 健康教育路径在肿瘤放疗患者中的应用 [J]. 护理学杂志，2013,28(19)：82-84.

[30] 李丽芳 . 恶性肿瘤患者放化疗后骨髓抑制的护理对策 [J]. 实用医技杂志，2007,14(33):608-4609.

[31]Meenu Vijayan, Sherin Joseph, Haridas M Nair, et al. Can olanzapine preserve life quality in cancer patients undergoing abdominal radiation therapy[J]?Medical Hypotheses, 2023, 171:111014.

[32] 王启才 . 针灸治疗学 [M]. 北京：中国中医药出版社，2003:113-115.

[33] 雷艳，张晗，杨小梦 . 艾盐包热熨对胃癌患者放疗相关恶心、呕吐的临床效果 [J]. 解放军护理杂志，2018, 35(17):58-60.

[34] 崔冬雯，刘伟承 . 刘伟承火龙罐辅治老年性便秘疗效观察 [J]. 实用中医药杂志，2021, 37(4):640-641.

[35]Moslemi D, Nokhandani A M, Otaghsaraei M T, et al.Management of chemo/radiation-induced oral mucositis in patients with head and neck cancer: A review of the current literature[J].Radionther Oncol, 2016, 120(1):13-20.

[36] 周宜斌，吴国清，龚伟 . 自制漱口液联合粒细胞集落刺激因子治疗放射性口腔黏膜炎 [J]. 中国药师，2012,15(7):1017-1019.

[37]Napenas J J, Shetty KV, Streckfus C F.Oral mucositis:review of pathogenes-is,diagnosis, prevention,and management[J]. Gen Dent, 2007, 55(4):335-346.

[38] 朱晓霞，陈龙华，晁漪澜 . 鼻咽癌患者放射性口腔炎的危险因素分析 [J]. 实用医学杂志，2014, 30(16):2583-2585.

[39] 李小冬，郑晓宇 . 鼻咽癌调强放疗患者放射性口腔黏膜炎发生的主要相关因素分析 [J]. 南京医科大学学报：社会科学版，2011,11(2):134-137.

[40] 康兆君.浅论进行放疗的头颈部恶性肿瘤患者口腔炎的发生率与放射剂量之间的关系 [J].当代医药论丛，2017,15(15):54-55.

[41] 庞苏红，衣玉丽.鼻咽癌调强放疗患者放射性口腔黏膜炎相关因素分析 [J].药品评价，2020,17(2):59-62.

[42] 顾田，贾立群.恶性肿瘤患者放射性口腔炎的中医治疗进展 [J].北京中医药，2018,37(1):90-93.

[43] 张代钊.中西结合治疗放化疗毒副反应［M］.北京：人民卫生出版社，2000:71.

[44]Rios C I, Dicarlo A L, Marzella L, et al.Cutaneous radiation injuries: models, assessment and treatments [J].Radiat Res, 2020, 194(3): 315-344.

[45] 王雪凯，董广通，王家伟，等.放射性肺损伤中医病机、治法及用药规律分析 [J].山东中医杂志，2018,37(12):1003-1006.

[46] 岑园园.经皮穴位电刺激联合皮内针防治肺癌患者放射性肺炎的临床探索性研究 [D].天津中医药大学，2022.

[47] 郭丽云，魏世鸿，董玉梅，等.痰热清胶囊联合激素抗生素治疗放射性肺炎的有效性及安全性 [J].中华中医药学刊，2020,38(6):218-221.

[48] 褚代芳，吴昊，宗华，等.麻杏石甘汤联合苇茎汤治疗放射性肺炎（痰热瘀肺证）急性期的临床观察 [J].中国中医急症，2018,27(9):1638-1640.

[49] 殷蔚伯，余子豪，徐国镇，等.肿瘤放疗学 [M].北京：中国协和医科大学出版社，2008.

[50] 胡志伟，谷晓娟，蒋玥.泻肺补脾益肾针刺法联合西药治疗放射性肺炎的临床观察 [J].广州中医药大学学报，2022,39(6):1330-1336.

[51] 刘开萍，陈理，陈栋.艾灸在放射性肺损伤防治中的应用 [J].中医药导报，2020,26(10):109-111.

[52] 柏茂树，黄杰，沈红梅，等.放射性食管炎中医研究进展 [J].中国实验方剂学杂志，2011,17(20):293-296.

[53] 张春伟，金世柱，李全晓，等.放射性食管炎的临床研究现状 [J].现

代生物医学进展，2017,17(33):6589-6592.

[54]Sasso F S,Sasso G,Marsiglia H R,et al.Pharmacological and dietary prophylaxis and treatment of acute actinic esophagitis during mediastinal radiotherapy[J].Dig Dis Sci,2001,46(4):746-749.

[55] 曲玉婷.加味四妙勇安汤治疗急性放射性食管炎的临床观察 [D].北京：北京中医药大学，2022.

[56] 陈立华.放射性食管炎的中医治疗进展 [J]. 医疗装备，2018,31(8):190-191.

[57] 刘谨忠.穴位外敷消炎止痛膏加冰片在防治放射性食管炎中的作用［J］.实用预防医学，2009,16(4) : 1199.

[58] 陈华飞，白亢亢，戴安伟.放射性胃炎研究进展 [J]. 世界中医药，2014,9(11):1554-1556.

[59] 陈华飞.黄芪三参饮防治放射性胃炎的临床研究 [D]. 南京：南京中医药大学，2014.

[60] 陈信义，韦云，苏伟，等. 益髓灵对 MDS 患者血淋巴细胞周期影响的初步研究［J］. 中国中医基础医学杂志，1995,1(1) : 47.

[61] 杨慧，郑瑾，吴昊，等.放射性肠炎的中医治法研究进展 [J]. 现代肿瘤医学，2023,31(10):1967-1972.

[62] 付烊，张艳，运强.放射性肠炎的中医药治疗进展 [J]. 中医学报，2016,31(01):121-124.

[63]Siegel R, DeSantis C, Virgo K, et al. Cancer treatment and survivorship statistics, 2012[J].CA Cancer J Clin, 2012,62(4):220-241.

[64] 许飞，李学军.中医药治疗放射性肠炎探微 [J]. 中医肿瘤学杂志，2021,3(2):5.

[65] 吴超.清热凉血方治疗大鼠急性放射性肠炎的机制研究 [D]. 唐山：华北理工大学，2019.

[66] 易思彬.基于数据挖掘和网络药理学探讨放射性肠炎灌肠方用药规律及机制 [D].南昌：江西中医药大学，2022.

[67] 翁剑飞, 陈慧军. 中医药治疗放射性膀胱炎研究进展 [J]. 福建中医药,
　　2023,54(1):57-58.

[68] 吴晓月. 外用中药预防放射性皮肤损伤的临床研究 [D]. 北京 : 中国中
　　医科学院广安门医院，2022.